LA FATALITÉ DE LA MUCOVISCIDOSE SERA-T-ELLE VAINCUE ?

Histoire et succès

Médecine à travers les siècles

Collection dirigée par le Docteur Xavier Riaud

L'objectif de cette collection est de constituer « une histoire grand public » de la médecine ainsi que de ses acteurs plus ou moins connus, de l'Antiquité à nos jours.
Si elle se veut un hommage à ceux qui ont contribué au progrès de l'humanité, elle ne néglige pas pour autant les zones d'ombre ou les dérives de la science médicale.
C'est en ce sens que – conformément à ce que devrait être l'enseignement de l'histoire –, elle ambitionne une « vision globale » et non partielle ou partiale comme cela est trop souvent le cas.

Dernières parutions

Patrice PINET, *Christoph Wilhelm Hufeland, hygiéniste, professeur de médecine et premier médecin à la cour de Prusse. 1762-1836*, 2024.
Françoise GUILLON-METZ, *Des diabétiques célèbres. De l'Antiquité à nos jours*, 2024.
Xavier RIAUD, *Expérimentations nazies bucco-dentaires. Éthique médicale et histoire*, 2024.
Mathilde HAGELSTEIN, *Henri Petit, dentiste nancéien pendant la Grande Guerre*, 2024.
Michel A. GERMAIN, *Cancers et reconstructions médico-chirurgicales à travers les siècles*, 2024.
Xavier RIAUD, *Cowboys, Indiens et… dentistes. Une autre façon de voir le Far West*, 2024.
Patrick Albert POGNANT, *Joë Bousquet. Histoire d'un calvaire médical*, 2024.
Patrick Albert POGNANT, *Antonin Artaud. La mise en échec de la médecine*, 2024.
Pierre AUBRY et Bernard-Alex GAÜZÈRE, *Alexandre-Olivier Exquemelin. Chirurgien, flibustier et naturaliste. 1640-1717*, 2023.
Michel A. GERMAIN, *La lymphe. De l'Antiquité au XXI*e *siècle*, 2023.
Philippe MARRE et Xavier RIAUD, *Pr Jean-Michel Dubernard (1941-2021). Un chirurgien au service de l'Homme*, 2023.

Georges Travert, Aleksander Edelman
et Isabelle Sermet-Gaudelus

LA FATALITÉ DE LA MUCOVISCIDOSE SERA-T-ELLE VAINCUE ?

Histoire et succès

Préface de Claude Férec
Postface de David Fiant

L'Harmattan

5-7, rue de l'Ecole-Polytechnique, 75005 Paris
http://www.editions-harmattan.fr
ISBN : 978-2-336-50914-3
EAN : 9782336509143

À tous les patients atteints de mucoviscidose

À la mémoire de Mary Heeley,
pionnière du dépistage néonatal

Préface

Cet ouvrage retrace l'histoire d'une très vieille maladie présente dans les populations d'Europe depuis plusieurs millénaires, mais qui au cours des 40 dernières années a bénéficié des progrès historiques de la génétique, de la physiologie et de la biologie pour être aujourd'hui une maladie modèle qui réunit à son chevet des pédiatres, des médecins d'adultes, des généticiens, des chirurgiens, des électro-physiologistes, des physiothérapeutes, des nutritionnistes, des infirmières, etc. Il s'agit bien sûr de la mucoviscidose ou fibrose kystique du pancréas, mais cet ouvrage n'aurait pas vu le jour sans la volonté, la détermination d'un pionnier, je veux parler ici de Georges Travert, Maître de Conférences en Biophysique médicale à l'université de Caen qui mit en place, dans les années 80, une première opération pilote en Europe de dépistage systématique de la mucoviscidose chez tous les nouveau-nés en Normandie et ce à partir d'une goutte de sang prélevé au troisième jour de vie. Ce fut le début d'une belle aventure, avec de belles rencontres et des collaborations au niveau national et international autour de cette maladie largement encore méconnue à l'époque. Il lui fallut bien du courage à la fois pour maîtriser un test encore imparfait, mais surtout pour convaincre les autorités médicales de l'époque qu'il était important de dépister une maladie pour laquelle on n'avait aucun traitement spécifique à proposer au patient.

Au cours de cet ouvrage écrit en collaboration avec Aleksander Edelman, éminent physiologiste et Isabelle Sermet-Gaudelus, pédiatre et chercheur à Necker, où elle dirige une Unité Inserm, tous trois ont retracé les avancées médicales et scientifiques de ces 40 dernières années.

C'est peu dire le chemin parcouru depuis 40 ans où l'espoir de vie des enfants était à l'époque d'une douzaine d'années, où le gène responsable de la maladie était inconnu, où les traitements étaient uniquement symptomatiques et les projets de recherche balbutiants. Aujourd'hui les enfants sont diagnostiqués avec précision dans les premières semaines de vie, pris en charge dans les CRCM par les pédiatres puis les médecins d'adulte, l'espérance de vie à la naissance est de plus de 50 ans et les progrès thérapeutiques spécifiques de la maladie sont spectaculaires comme en témoignent les patients dans cet ouvrage.

Les étudiants qui s'intéressent à la médecine et à la science trouveront ici une parfaite illustration de l'apport de la Recherche au progrès de la médecine au profit des malades. Tous ceux qui s'intéressent ou s'intéresseront à l'histoire de la médecine pourront garder précieusement cet ouvrage qui témoigne de l'étroite collaboration des différents spécialistes en médecine et en science qui a conduit à modifier drastiquement, en une génération, le cours d'une maladie génétique que l'on qualifiait il y a encore peu de temps de maladie incurable…

Claude Férec
Professeur émérite de Génétique Médicale
INSERM UMR 1078 Génétique, Génomique fonctionnelle et Biotechnologies, Brest
Référent à l'Intégrité Scientifique de l'Université de Bretagne Ouest

Introduction

À première vue, il pourrait sembler un peu morbide de vouloir écrire une histoire de la mucoviscidose, de vouloir faire mieux connaître cette pathologie grave et complexe qu'on décrivait encore plutôt sèchement, il n'y a pas si longtemps, comme la plus fréquente des maladies génétiques potentiellement mortelles dans les populations d'origine européenne. Mais aujourd'hui, ce sombre paysage est en train de s'éclaircir radicalement pour la majorité des malades, vers une vie plus longue et moins difficile, grâce aux progrès apportés par une approche globale et pluridisciplinaire, au bout de longues années de lutte. Même si des efforts importants restent encore à accomplir pour une proportion non négligeable des patient(e)s.

En effet, l'histoire de cette maladie, autrefois tragiquement fatale dès la petite enfance et qui, avec le temps, est devenue aussi de plus en plus clairement une pathologie de l'adulte – plus de la moitié des patients franchissent désormais le cap de leurs 18 ans – est aussi une longue histoire des progrès, des erreurs et des hésitations de la science et de la médecine et, en cela, elle est un peu une histoire de l'évolution de nos sociétés.

Par sa gravité et sa complexité, la mucoviscidose est aussi un immense sujet de curiosité scientifique et bien souvent d'intense passion pour celles et ceux qui sont amené(e)s à s'y intéresser, quel que soit l'angle, professionnel ou familial, sous lequel elles ou ils ont été conduit(e)s à l'aborder.

Des siècles d'ignorance, où le sort de la population et notamment celui des enfants était bien peu enviable et où tout ce qui n'était pas compris s'expliquait par la sorcellerie, jusqu'aux premières descriptions médicales avant la Seconde Guerre mondiale.

Des médecins qui, faute de temps, d'outils et de connaissances, parfois d'intérêt, préféraient baisser les bras, jusqu'au développement lent d'une réflexion stratégique globale qui alimente les débuts de l'organisation de la lutte.

De la prise de conscience des maladies rares jusqu'aux premiers progrès visibles ; de l'accélération des connaissances en physiologie grâce au développement des techniques électro-physiologiques, de l'évolution des concepts en génétique, avec les nouvelles approches pour l'identification des gènes, notamment la PCR popularisée par les tests de détection de la COVID, en biochimie des protéines jusqu'aux premières perspectives de traitements curatifs, l'histoire de la mucoviscidose est celle d'une marche en avant de plus en plus rapide, presque une course aujourd'hui, vers une vie la plus normale possible. C'est une aventure humaine, comme tant d'autres déjà racontées, avec ses luttes, ses avancées, ses échecs, ses tragédies, ses victimes, ses héros et des héros parmi ses victimes. Raconter cette histoire au plus grand nombre, faire mesurer à cette occasion l'immensité des progrès de la science et de la médecine au cours de l'histoire sont les objectifs de cet ouvrage.

Après une description des principaux symptômes et un rappel de la définition des maladies rares, l'apparition ancienne de la mucoviscidose dans la conscience populaire sera évoquée, de même que les insuffisances de la biologie et de la médecine pour pouvoir s'attaquer au problème avant le milieu du 20e siècle.

Les premières étapes indispensables seront évoquées : identification de la maladie et de sa transmission génétique, suivie d'un état de la situation au lendemain de la Seconde Guerre mondiale et de la première avancée indispensable : un diagnostic biologique enfin fiable, le test de la sueur.

Face à ce qui apparaissait comme un redoutable fléau, le développement des associations de lutte, destinées à aider les familles touchées et à financer la recherche, sera présenté, de même que celui, très important et toujours d'actualité, d'une réflexion stratégique globale de prise en charge des malades, cela dans les années 1950-1960.

Les progrès de la science et de la médecine enregistrés au cours de la décennie 1980 seront utiles pour affiner cette stratégie globale, en particulier le développement des premières expériences de dépistage néonatal à partir de 1980, et surtout la découverte en 1989 du gène responsable, de la protéine pour laquelle il code et de ses nombreuses mutations.

Mais, en attendant l'arrivée de traitements spécifiques, les progrès dans les traitements symptomatiques vont déjà permettre d'améliorer le sort des patient(e)s et d'augmenter leur expérience de vie.

Quand tout a été tenté et qu'il ne reste plus d'autre alternative possible, la transplantation pulmonaire permet de redonner un espoir, mais c'est un geste difficile, invasif et non dénué de risques.

Devant les limites des traitements symptomatiques conventionnels, il fallait absolument franchir une étape supplémentaire : caractériser le défaut primaire de la mucoviscidose et s'attacher à sa correction. C'est ce que vont permettre, au début du 21e siècle, les progrès de la recherche sur la génétique et la biochimie de la protéine impliquée dans la mucoviscidose : le canal ionique CFTR.

Ces travaux vont déboucher sur une approche pharmacogénétique, qui consiste à définir pour chaque patient(e) un traitement pharmacologique adapté à son profil génétique. Cette approche innovante donnera de premiers résultats très positifs au début du 21e siècle, pour certains malades porteurs d'un type de mutations relativement rares. Ce succès encouragera ensuite l'extension de cette approche à davantage de mutations génétiques et donc de malades, et cette volonté va être couronnée de succès avec un traitement médicamenteux administré par voie orale et constitué de trois molécules (trithérapie), qui permet de changer radicalement la vie de plus de 80 % des malades. Plusieurs patient(e)s qui ont bénéficié de ce traitement ont accepté de faire part de leur expérience dans ce livre.

Cependant, cette histoire n'est pas, pour autant, terminée, même si son issue s'annonce favorable. En effet, la trithérapie permet de gommer les graves défauts d'une protéine CFTR déficiente, mais elle n'est évidemment pas efficace en l'absence totale de protéine, comme c'est le cas pour plus de 10 % des malades. C'est pourquoi la recherche doit rester mobilisée pour leur apporter une solution. L'histoire reste en marche.

Chapitre 1

La mucoviscidose, la médecine et la société

Description des symptômes

Donner une description des expressions cliniques de la mucoviscidose n'est pas aussi simple qu'il pourrait paraître, car les symptômes (expression phénotypique) et leur évolution dans le temps sont très variables d'un malade à un autre. En effet, l'évolution clinique de la mucoviscidose n'est pas la même pour tous les malades et la connaissance, aujourd'hui possible, du profil génétique (génotype) ne permet pas de l'anticiper. C'est ainsi qu'au sein d'une fratrie, il n'est pas rare que des enfants, qui ont des génotypes identiques et vivent dans le même environnement familial, présentent des évolutions différentes.

De même, si ces symptômes, graves dans la plupart des cas, mais assez peu spécifiques à leur stade précoce, ont longtemps constitué le mode de présentation de la maladie, conduisant alors (ou pas...) à son diagnostic à des âges variables et trop souvent à des stades avancés de la maladie, c'est beaucoup moins souvent le cas aujourd'hui avec le développement des programmes de dépistage néonatal systématique qui permettent d'établir un premier bilan clinique et biologique dès 3 à 6 semaines après la naissance. La constatation des errances diagnostiques d'autrefois a d'ailleurs constitué l'un des arguments forts pour promouvoir la mise en place de ces programmes, seuls à même d'aboutir rapidement à un diagnostic et à une prise en charge de la plupart des malades seulement quelques semaines après leur naissance, c'est-à-dire à un stade où la maladie n'a pas encore créé de lésions pulmonaires irréversibles.

Ainsi, faute de pouvoir décrire une mucoviscidose et une seule, tant cette maladie est polymorphe dans ses expressions cliniques, ce qui suit présente les principales manifestations attendues, mais pas forcément observées pour la totalité des malades, nourrissons, enfants et adultes.

Les principaux organes atteints sont les organes à sécrétion exocrine[1], c'est-à-dire des organes ouverts sur l'extérieur : tube digestif, pancréas, poumons et glandes sudoripares et qui n'en sont séparés que par une mince couche superficielle formée de cellules jointives appelée l'épithélium. Dans sa forme dite « classique », la mucoviscidose est présentée comme une anomalie généralisée des sécrétions exocrines, associant un signe biologique quasiment constant : l'augmentation de la concentration de plusieurs ions[2] dans la sueur, à des manifestations digestives et pulmonaires.

Les manifestations digestives principales relèvent d'une double origine : pancréatique et intestinale.

La composante pancréatique est marquée par l'obstruction des canaux pancréatiques. Cette atteinte est due à la précipitation des protéines dans des sécrétions anormalement acides. La rétention du suc pancréatique provoque des lésions qui évoluent progressivement vers la destruction des tissus du pancréas exocrine et leur involution vers une fibrose[3] qui donnera sa première dénomination à la maladie : fibrose kystique du pancréas. Cette destruction débute le plus souvent pendant la vie fœtale. Environ 85 % des nouveau-nés atteints de mucoviscidose ont une insuffisance pancréatique exocrine qui entraîne un défaut de digestion des graisses et des protéines et donc une carence nutritionnelle à la fois calorique et spécifique (vitamines liposolubles[4]). Cette composante pancréatique est la seule à pouvoir être associée assez étroitement au génotype : certaines mutations génétiques, comme la mutation principale F508del, sont clairement liées à une insuffisance pancréatique exocrine, alors que d'autres s'accompagnent d'une fonction pancréatique préservée. Elle se constitue en principe pendant la 1re année de vie chez les nourrissons pour lesquels elle n'est pas détectée à la naissance.

---

[1] Sécrétion dirigée vers l'extérieur de l'organisme (peau, intestin, poumon…). Contraire : endocrine.

[2] Ion : atome ou groupe d'atomes porteur d'une ou plusieurs charges électriques. Les cations ont une charge positive (exemple : sodium Na^+), les anions une charge négative (exemple : chlorure Cl^-).

[3] Destruction substantielle des tissus aboutissant à leur perte de fonction. Synonyme : sclérose.

[4] Solubles dans les corps gras (lipides).

La composante intestinale se caractérise par le ralentissement local du transit, pouvant aller jusqu'à l'occlusion. Sa physiopathologie est encore mal comprise, associant certainement une déshydratation des sécrétions fécales, mais aussi une origine inflammatoire. Ce phénomène est responsable, dans environ 10 à 15 % des cas dès la naissance, d'une grave occlusion intestinale : l'iléus méconial[1] qui nécessite une prise en charge d'urgence. Chez le sujet plus âgé, cette atteinte peut être responsable de constipation et d'épisodes occlusifs. Les douleurs abdominales récurrentes sont très fréquentes et en général dues à la stagnation de selles mal digérées dans l'intestin, survenant lorsque l'insuffisance pancréatique est mal compensée.

Contrairement aux signes digestifs, les anomalies respiratoires ne sont pas décelables chez le nouveau-né. Les enfants atteints de mucoviscidose naissent avec des poumons normaux sur les plans anatomique, fonctionnel et radiologique. Cette précision est fondamentale et pourrait justifier à elle seule l'importance d'une prise en charge médicale très précoce. Très vite, l'accumulation d'un mucus bronchique anormalement visqueux va favoriser l'installation de bactéries pathogènes comme, en premier, *Staphylococcus aureus*. L'arrivée du redoutable pathogène *Pseudomonas aeruginosa* (bacille pyocyanique) accélère l'évolution de la maladie pulmonaire. La colonisation bactérienne devient ensuite la règle et il s'installe un cercle vicieux inflammation – infection qui peut aboutir à la destruction de l'armature musculo-élastique des bronches, et des dilatations des bronches. L'aboutissement de cette broncho-pneumopathie est une réduction irréversible du capital fonctionnel respiratoire. C'est très clairement la composante respiratoire qui détermine le pronostic vital de la mucoviscidose.

UNE MALADIE RARE

Dans son registre 2022, l'association « Vaincre la mucoviscidose » recense 7743 malades de la mucoviscidose en France. Comparé à une population totale d'environ 68 millions de Français en 2022, ce nombre correspond donc à une prévalence proche de 1

[1] Occlusion intestinale qui empêche l'évacuation du méconium, matière contenue dans l'intestin du fœtus et normalement expulsée après la naissance.

malade pour 9000 habitant(e)s dans notre pays. Avec une telle proportion, la mucoviscidose doit donc être considérée comme une maladie rare, c'est-à-dire, par définition, une maladie qui touche moins d'une personne sur 2000.

Mais la prévalence est un indicateur statique de fréquence qui est le rapport entre le nombre des malades enregistrés, à un instant donné dans une zone géographique, et l'effectif total de la population vivant sur le même territoire au même moment. L'exactitude de cet indicateur statistique repose à la fois sur une exhaustivité de l'inscription des malades dans un registre épidémiologique, dont on peut raisonnablement considérer qu'elle est proche de 100 % aujourd'hui, et sur l'exactitude du diagnostic de mucoviscidose qui a été porté pour chacun d'entre eux. Le résultat du calcul de la prévalence peut donc être entaché d'erreurs, aussi bien par sous-estimation, en cas de défaut d'inscription sur le registre, d'absence (ou retard) de diagnostic, que par surestimation chaque fois qu'il arrive qu'un diagnostic de mucoviscidose soit porté à tort. De nos jours, ces risques sont très faibles, car force est de constater que la qualité des données épidémiologiques aujourd'hui disponibles est fondée sur une rigueur méthodologique qui faisait défaut au cours des décennies précédentes, et plus encore si on considère les périodes encore plus éloignées où les registres de patients n'existaient même pas.

L'incidence, encore appelée prévalence à la naissance, est un autre indicateur de fréquence très utile et important. Il s'agit cette fois d'un indicateur dynamique qui mesure le rapport entre le nombre de nouveaux cas et l'effectif total d'une nouvelle population apparue sur une période donnée. Le plus souvent, on détermine l'incidence d'une maladie congénitale[1] en calculant le rapport entre le nombre de nouveau-nés atteints et le total des naissances observées dans l'année civile de leur naissance sur le même territoire géographique. Ainsi, pour la France, et en ne considérant que des ordres de grandeur, sur les près de 800 000 naissances annuelles (en espérant, sans trop y croire, que ce chiffre ne va pas continuer à diminuer…), environ 200 enfants vont se révéler atteints de mucoviscidose, soit une incidence d'environ un cas pour 4000

---

[1] Présente dès la naissance. Terme différent d'héréditaire.

naissances. Là encore, la mesure de l'incidence peut être entachée d'erreurs, soit à la baisse par des retards ou défauts de diagnostic ou encore d'inscription, soit à la hausse par des diagnostics portés par erreur et qui seront remis en cause plus tard.

À l'évidence, quelle que soit la maladie considérée, la prévalence ne peut être qu'inférieure ou égale à l'incidence. Mais quand elle se révèle très inférieure, comme c'est le cas pour la mucoviscidose dans les estimations chiffrées qui précèdent (1/9000 contre 1/4000), cela signifie très clairement que cette maladie est suffisamment grave pour entraîner une mortalité précoce des personnes atteintes. C'est bien malheureusement le cas ici et encore maintenant, même si des progrès spectaculaires et encourageants de l'espérance moyenne de vie sont actuellement observés, comme nous aurons l'occasion de le voir plus loin.

L'ÉMERGENCE DES MALADIES RARES

L'émergence des maladies rares dans les préoccupations de Santé publique des pays développés est relativement récente, puisqu'elle remonte à la fin du 20e siècle. On recense aujourd'hui entre 6000 et 7000 maladies rares, dont 85 % sont d'origine génétique et transmises selon des modes variables. Si chacune de ces maladies est rare, voire rarissime pour le plus grand nombre d'entre elles, leur nombre considérable fait que les malades concernés par l'une d'elles sont nombreux, probablement plusieurs dizaines de milliers dans notre pays, sans qu'un chiffre précis puisse être avancé, tellement nous sommes encore dans un certain flou épidémiologique les concernant.

Pour la plupart de ces malades, leur handicap et les difficultés de leur vie quotidienne trouvent pour une large part leur origine dans la rareté même de leur pathologie. Car, parfois extrême, cette rareté provoque un profond déficit de connaissances et d'expérience de la communauté scientifique et médicale ; elle est associée aussi à un certain manque d'intérêt du secteur de la recherche, sans parler du secteur de l'industrie pharmaceutique qui, devant la rareté, n'a pas vu pendant longtemps suffisamment de bonnes raisons économiques pour investir dans le développement de nouveaux médicaments. Pour toutes ces raisons, on les qualifie souvent de maladies orphelines ; une orpheline étant une personne malheureuse qui n'a personne, en particulier, pour s'occuper d'elle et reste livrée à sa solitude et son désarroi.

Mais, depuis la prise en compte marquée des maladies rares dans les politiques de Santé publique des pays développés, et aussi un certain réveil de l'opinion publique au travers d'opérations médiatiques destinées à informer la population et recueillir des fonds pour financer la recherche et améliorer le confort de vie des malades, ce sombre tableau s'éclaircit progressivement et d'incontestables progrès ont déjà été accomplis et vont se poursuivre : développement des registres épidémiologiques, création de centres de compétences et de référence à même de proposer un circuit médical optimisé pour chaque patient, formation des personnels médicaux de ces centres, rassemblement des patients et de leurs familles et proches au sein d'associations dotées de Conseils Scientifiques, développement de projets de recherche publique et privée, etc.

La mucoviscidose, maladie génétique rare, grave et complexe, et les malades qui en souffrent, auxquels la plupart des remarques qui précèdent s'appliquent ou se sont appliquées dans le passé, profitent aujourd'hui de plusieurs de ces avancées porteuses d'espoir.

Une question mérite cependant d'être posée à ce moment important où se développe enfin une approche scientifique, médicale et sociale positive sur les maladies rares en général et la mucoviscidose en particulier : pourquoi toutes ces maladies, pour la plupart très anciennes, sont-elles restées si longtemps dans l'ombre, voire totalement invisibles ?

Certes, leur rareté, par le défaut de connaissances médicales et d'expertise qui s'y trouve associé, constitue un élément de réponse à prendre en compte. Mais celui-ci ne constitue qu'une petite partie d'un vaste ensemble explicatif aussi complexe que l'histoire de nos sociétés depuis les temps modernes, où se mêlent l'histoire des sciences et de la médecine, celle de l'évolution des principaux paramètres démographiques, l'amélioration lente des conditions de vie de la population. Il faut peut-être surtout y ajouter les changements qui se sont lentement opérés, au fil des temps, dans la mentalité des adultes qui, en principe, sont ceux qui dirigent la société et donc décident ce qu'ils veulent et peuvent faire, quant au bien-être et à la vie de la population et notamment des enfants qui, eux, ne peuvent que subir la part et le sort que les adultes leur réservent.

Les sociétés du Moyen-Âge n'avaient qu'un sentiment superficiel de l'enfance. Même au Siècle des lumières, le ressenti des adultes pour les enfants est plus proche de l'indifférence que de l'amour et du sens de la responsabilité ; même s'il faut souligner l'exception notable de l'écrivain et philosophe Jean-Jacques Rousseau : « Y a-t-il au monde un être plus faible, plus misérable, plus à la merci de tout ce qui l'environne, qui ait si grand besoin de pitié qu'un enfant ? Ne semble-t-il pas qu'il ne montre une figure si douce et un air si touchant, qu'afin que tout ce qui l'approche s'intéresse à sa faiblesse et s'empresse à le secourir ? » (Émile, 1762).

Mais ce faible souci du sort des enfants, qui peut aujourd'hui nous paraître étonnant, voire inadmissible et scandaleux, s'inscrit dans un contexte de banalisation, voire de résignation, face à une mortalité infantile[1] absolument effrayante. Ainsi, au milieu du 18e siècle (règne de Louis XV), 30 % des enfants décèdent avant d'atteindre leur premier anniversaire et, au début du 20e siècle, cette proportion est encore de 15 %. Comme cela est souvent observé dans les sociétés humaines, le fort taux de mortalité infantile est associé à un taux de natalité très élevé ; comme dans une forme de résignation populaire face à ce gaspillage des jeunes vies, quand l'enfant meurt tout petit, on le remplace. De plus, la mort d'un enfant, aujourd'hui considérée comme anormale et insupportable dans un contexte démographique et social fort heureusement complètement différent, est alors peut-être d'autant plus facile à supporter que l'espérance moyenne de vie de l'ensemble de la population est particulièrement faible, en raison de la précarité, des infanticides et des famines : 25 ans en 1740 et seulement le double 160 ans plus tard, au début du 20e siècle.

[1] Probabilité pour un enfant de décéder avant d'atteindre l'âge d'un an.

En l'absence de toute possibilité de traitement médical, les maladies infectieuses font de terribles ravages, les grandes épidémies déciment régulièrement les populations européennes, adultes et enfants, et cette situation persistera jusque dans la première moitié du 20e siècle (grippe espagnole, tuberculose…). Même la grande canicule de l'été 1911 provoque un brutal surcroît de mortalité infantile. Les grands conflits armés, des guerres napoléoniennes à la Seconde Guerre mondiale, ajoutent leur lot de morts sans épargner les enfants. Ceux-ci sont d'abord des victimes indirectes de la dégradation générale des conditions de vie qu'une guerre provoque toujours au sein des populations les plus fragiles. Puis, plus nous nous rapprochons de notre époque, plus les enfants deviennent des victimes directes, car les conflits armés font toujours davantage de victimes civiles de tous âges. C'est particulièrement le cas de la Seconde Guerre mondiale. Chaque grand conflit sur le territoire européen ou ailleurs s'accompagne ainsi immanquablement d'une augmentation de la mortalité infantile.

Au milieu de ce sombre tableau, il n'y a donc rien de très étonnant à ce que les maladies rares soient longtemps restées invisibles ; elles apparaissent d'ailleurs d'autant moins que la plupart d'entre elles n'ont même pas encore été identifiées et décrites. Ce sera notamment le cas de la mucoviscidose jusqu'à la veille de la Seconde Guerre mondiale.

Mais ce sombre paysage va lentement se dégager : de 10 % encore au début des années 1920, la mortalité infantile tombe à 5 % à celui des années 1950. Probablement en raison des progrès de la médecine, de l'avènement de la pédiatrie, de la néonatalogie et de l'amélioration des conditions de vie et d'hygiène, elle atteint le seuil symbolique de 1 % à la fin des années 1970, essentiellement du fait d'une meilleure prise en charge des maladies infectieuses et du développement des vaccinations. À partir de ce stade, l'échelle a pu changer d'ordre de grandeur et le taux de mortalité infantile être exprimé en nombre de décès avant un an pour mille naissances vivantes ; il est aujourd'hui d'environ 3,5 pour 1000. Ainsi, pour résumer, et non sans une certaine brutalité arithmétique, il est possible de constater que pour cent enfants qui mouraient avant l'âge d'un an sous le règne de Louis XV, il y en a plus qu'un aujourd'hui. Malgré cet incontestable progrès, il reste tout à fait légitime et même souhaitable de penser que c'est encore trop…

Cependant, le changement d'échelle n'a évidemment rien d'anodin car, avec un seuil de prévalence de 1/2000, soit ainsi du même ordre de grandeur que le taux de la mortalité infantile, pris ici comme repère chiffré, les maladies rares ont désormais cessé d'être invisibles et vont ainsi pouvoir logiquement apparaître les unes après les autres dans le contexte de la Santé publique, notamment la mucoviscidose qui est l'une des plus fréquentes et des plus graves parmi les maladies rares.

LA MUCOVISCIDOSE DANS LA CONSCIENCE POPULAIRE : LE GOÛT SALÉ

Dans l'histoire de nos sociétés, on peut retrouver la trace de la mucoviscidose et constater qu'elle est présente depuis très longtemps dans la conscience populaire. Avec le recul et l'aide des connaissances acquises au 20e siècle, on peut, en effet, découvrir la trace de cette maladie dans un adage datant de la fin du Moyen-Âge retrouvé en Europe centrale et du Nord : « Malheur à l'enfant chez qui un baiser sur le front a un goût salé. Il est ensorcelé et doit mourir bientôt ». Un médecin espagnol écrit en 1606 : « Les doigts passés sur le front des enfants ensorcelés ont un goût salé ». Il est probable que la première description médicale de la mucoviscidose soit un rapport d'autopsie, pratiquée aux Pays-Bas en 1595 sur une fillette de 11 ans, chétive et supposée ensorcelée, qui mentionne un pancréas élargi, blanc et dur.

Ces traces historiques sont marquées par deux éléments forts ; le premier est qu'à cette époque lointaine, la sorcellerie est très communément invoquée et bien commode pour évacuer d'un revers de la main toutes les nombreuses pathologies qu'on ne sait ni reconnaître ni expliquer, ni, à plus forte raison, soigner. Le second est ce fameux « goût salé » qui, quoi qu'on en pense, constitue véritablement la première évocation d'un diagnostic de la mucoviscidose. Diagnostic certes bien rudimentaire et subjectif parce que purement sensoriel, mais qui annonce bien à l'avance le diagnostic biologique qui ne sera découvert qu'au milieu du 20e siècle et reste aujourd'hui en vigueur : le test de la sueur. Mais il annonce encore bien davantage, car le goût salé, c'est celui du vulgaire sel de cuisine de notre alimentation quotidienne, c'est-à-dire, pour les chimistes, celui du chlorure de sodium (NaCl) en solution dans l'eau où il se présente alors comme le mélange en proportions égales des deux ions Na^+ et Cl^-, chacun entouré d'une couronne de molécules d'eau (H_2O) fixées à l'ion par des liaisons faibles. Or, les découvertes du 20e siècle nous apprendront que l'anomalie primitive dans la mucoviscidose est un défaut de transport, de part et d'autre des membranes cellulaires, des ions chlorure (Cl^-), sodium (Na^+) et de l'eau, à travers l'épithélium. Le vieil adage du « goût salé » pointait donc déjà le défaut primaire de la mucoviscidose qu'il allait falloir attendre longtemps pour découvrir, pour le comprendre et expliquer ses conséquences pathologiques, avant de tenter de les corriger. Mais c'était alors bien trop tôt car, au 17e siècle, une véritable science médicale était encore à créer.

BIOLOGIE, MÉDECINE ET PÉDIATRIE

Le chemin va sembler bien long pour passer d'un corps médical, si bien raillé par Molière au 17e siècle, surtout dominé par le charlatanisme et les affirmations dogmatiques, à une médecine moderne qui s'est lentement construite sur l'acquisition de connaissances scientifiques solides qui doivent beaucoup, dans le passé le plus récent, au développement fulgurant des technologies.

Un premier virage important s'amorce cependant dès le 17e siècle et va se poursuivra au siècle suivant ; il s'agit du parti pris de l'observation et de l'expérimentation face au dogmatisme et au conservatisme qui dominaient précédemment. Un bref énoncé de la suite chronologique des principales découvertes en biologie et médecine suffit à lui seul pour comprendre pourquoi, dans les temps anciens, il n'était même pas envisageable de lutter contre des maladies complexes, voire même contre les maladies en général, longtemps considérées, dans un contexte mêlant croyances, ignorance et résignation, comme des punitions venues du Ciel.

Prenons l'exemple des lentilles optiques, si leur pouvoir grossissant est bien connu depuis l'Antiquité, ce n'est qu'au 17e siècle qu'elles vont donner naissance à la lunette astronomique (Galilée), puis au microscope qui permet de voir enfin l'invisible jusqu'alors insoupçonné. On attribue à l'anglais Robert Hooke (1635-1703) la paternité du mot « cellule ». Sans formation médicale, mais inlassablement curieux et doué d'un rare savoir-faire du polissage des lentilles, le drapier hollandais Antoni Van Leeuwenhoek (1632-1723) communique à la Royal Society de Londres les dessins de ses observations microscopiques jusqu'alors inédites : bactéries, protozoaires[1], globules rouges, fibres musculaires et spermatozoïdes. L'italien Marcello Malpighi (1628-1694) invente l'histologie : science des tissus vivants, et décrit en 1661 le réseau sanguin capillaire, complétant ainsi la description de la circulation sanguine de l'anglais William Harvey (1578-1657).

Les grandes fonctions physiologiques des organismes vivants – digestion, respiration, circulation sanguine, système nerveux... – commencent seulement à être élucidées au 18e siècle. L'expérimentation et l'observation biologique et médicale sont marquées par l'apport considérable des techniques de mesures physiques et des analyses chimiques. L'auscultation thoracique par percussion est préconisée dès 1761 et sera perfectionnée et développée plus tard par les Français Jean Corvisart (1755-1821) et René Laennec (1781-1826), inventeur du premier stéthoscope.

Le 18e siècle est aussi marqué par les premières grandes victoires thérapeutiques. Ainsi, le traitement du scorbut par l'absorption de jus de citron est découvert, grâce à une formidable intuition de l'écossais James Lind (1716-1794), près de 200 ans avant la découverte de la vitamine C. De même, l'immunisation contre la variole, redoutable fléau qui a fait 60 millions de morts en un siècle, l'est par Edward Jenner (1749-1823). C'était le fruit de l'observation de la traite des vaches ! Jenner remarqua en effet que les trayeuses ne contractaient généralement pas la variole, mais qu'elles étaient presque toutes atteintes de la vaccine, maladie bénigne transmise par contact avec le pis des vaches. En 1796, il eut l'idée d'injecter dans les bras d'un jeune patient le pus issu des vésicules de la main d'une trayeuse atteinte de vaccine et constata plus tard que ce patient ne contractait pas la variole. La méthode fut réinventée 90 ans plus tard pour la rage par Louis Pasteur (1822-1895), qui la baptisa vaccination en hommage à Jenner.

[1] Êtres unicellulaires pourvus d'un noyau, contrairement aux bactéries.

À l'aube du 19e siècle, les découvertes fondamentales des décennies à venir (théorie cellulaire, théorie de l'évolution, lois de l'hérédité, origine microbienne des maladies infectieuses) sont déjà dans les esprits.

Sous l'impulsion notamment de Claude Bernard (1813-1878), la physiologie expérimentale s'affirme avec force au cours de la première moitié du 19e siècle et fait ainsi apparaître les notions essentielles de déterminisme physico-chimique et de régulation du milieu intérieur. De nouveaux mots, aujourd'hui familiers, apparaissent dans le vocabulaire de la biologie médicale : protéine (1838), hémoglobine (1864), enzyme et microbe (1878), neurone (1891), etc. Justus von Liebig (1803-1873) invente la biochimie, chimie du vivant. La molécule d'urée est synthétisée en laboratoire en 1828. L'absence de génération spontanée est enfin scientifiquement démontrée par le chimiste Louis Pasteur au terme de longues et rigoureuses expériences menées de 1860 à 1864. Les principales bactéries pathogènes sont identifiées à partir de 1875, notamment le bacille de la tuberculose en 1882 par le médecin et microbiologiste allemand Robert Koch (1843-1910).

Cette énumération très incomplète des avancées et découvertes, du 17e au 19e siècle, est aussi celle des prérequis indispensables au développement d'une médecine moderne qui soit en mesure de s'attaquer efficacement à des pathologies graves et fréquentes qui décimaient les populations occidentales, humaines et animales, au cours de cette longue période de notre histoire.

Cependant, bien d'autres avancées seront indispensables pour tenter, non sans difficulté, d'éradiquer ces maladies au 20e siècle qui va constituer une période remarquable de l'histoire des sciences non seulement par le développement rapide et spectaculaire des connaissances en biologie, mais aussi par l'apparition de moyens thérapeutiques de plus en plus efficaces, par une profonde réorganisation de la médecine qui va aller de pair avec la mise en application d'une nouvelle pratique médicale qui va devenir étroitement liée désormais au monde de la recherche.

Dans le même esprit, c'est-à-dire tant sur l'acquisition de nouvelles connaissances fondamentales que sur le plan des outils technologiques et thérapeutiques, comme sur celui de l'organisation médicale, d'autres progrès vont devoir être faits pour étudier et combattre des maladies rares, graves et complexes comme la mucoviscidose. Cela va structurer l'aventure scientifique et médicale vécue au 20e siècle après de très timides débuts au siècle précédent.

Ainsi, la pédiatrie, nouvelle spécialité médicale, va apparaître autour de la prise de conscience progressive des spécificités de l'enfant et du phénomène encore mal connu de son développement. La médecine va enfin finir par prendre en compte qu'un enfant ne peut plus être considéré comme un adulte en simple réduction. Un évènement fondateur, très révélateur de cette évolution, intervient en 1802 avec la création à Paris de l'hôpital des Enfants malades, le tout premier du genre au monde, devenu aujourd'hui l'hôpital Necker-Enfants Malades. Au cours des décennies suivantes, plusieurs capitales ou grandes villes européennes vont se doter également d'hôpitaux pour les enfants malades.

Avant la création de ces établissements spécifiques, les enfants malades étaient accueillis au milieu de la misère et des maladies des adultes, et mouraient ainsi bien plus souvent des infections qu'ils contractaient à l'hôpital que de la maladie pour laquelle ils y avaient été admis.

Encore à la fin du 19e siècle, les médecins qui s'intéressent aux spécificités de l'enfant malade sont peu nombreux. Armand Trousseau (1801-1867) et, quelques années après lui, Antoine Marfan (1858-1942) en font partie, pour ne citer qu'eux. Le mot « pédiatrie » n'apparaît qu'en 1872 et, en 1875, Madeleine Brès, la première femme française Docteur en médecine, est aussi la première pédiatre, même si le mot « pédiatre » ne figurera dans le dictionnaire Larousse qu'à partir de 1907.

La pédiatrie moderne ne va naître véritablement qu'au début du 20e siècle sous l'influence déterminante des enseignements de Louis Pasteur (1822-1895) et l'impulsion décisive de Robert Debré (1882-1978). Ce n'est certainement pas un hasard si Robert Debré a commencé sa prodigieuse carrière comme microbiologiste. Au début des années 1920, il se sent irrésistiblement attiré par la pédiatrie naissante, bien qu'elle soit encore loin d'être complètement reconnue comme une spécialité médicale à part entière, car il estime qu'il faut totalement repenser la médecine des nourrissons et des enfants. Cette ambition vouée au service d'une grande œuvre fera de Robert Debré le fondateur reconnu de la pédiatrie française et européenne.

Progressivement, on va cesser de voir le corps de l'enfant comme une simple réduction en taille et en poids de celui d'un adulte, on enseigne enfin la physiologie du développement, on crée des hôpitaux pédiatriques ou des services de médecine infantile. Les maladies du jeune âge sont prises pour des pathologies à part entière et la pédiatrie, non sans mal, va finir par s'affirmer comme une authentique spécialité médicale.

Mais l'œuvre immense de Robert Debré va largement déborder le seul secteur de la pédiatrie. Comme principal inspirateur de l'ordonnance du 30 décembre 1958, relative à la création des Centres hospitaliers et universitaires, à la réforme de l'enseignement médical et au développement de la recherche médicale, il va contribuer à replacer la médecine française dans le concert international des grandes nations, créant ainsi les conditions pour que celle-ci soit capable de relever les grands défis qui s'annoncent, parmi lesquels figure la prise en compte des maladies rares en général et de la mucoviscidose en particulier.

Certes, on pourrait faire remarquer que Robert Debré a déjà 76 ans en 1958, mais cela ne ferait que souligner la lucidité de son analyse et son obstination, car, dès 1944, il avait déjà soumis cet ambitieux projet au gouvernement provisoire de la République française à Alger.

Au début de la seconde moitié du 20e siècle, la communauté scientifique et médicale, française et internationale, paraît mieux armée et enfin presque capable de s'intéresser efficacement au problème complexe de la mucoviscidose. Mais le chemin sera long et chaotique avec encore de nombreuses étapes à franchir, dont la toute première est évidemment indispensable : identifier et reconnaître cette redoutable maladie.

Chapitre 2

Les prémices de l'histoire : identification, caractère génétique et diagnostic biologique

RECONNAISSANCE D'UNE MALADIE

Au début du 20e siècle, on décrit des familles au sein desquelles plusieurs enfants, filles et garçons, présentent une diarrhée graisseuse et nauséabonde et meurent très jeunes d'infection pulmonaire. Ces premières descriptions se focalisent surtout sur les problèmes digestifs et pancréatiques, bien que les problèmes broncho-pulmonaires y soient également mentionnés. Mais elles sont reliées à tort à une forme de la maladie cœliaque[1] et cette erreur persistera pendant plusieurs années.

Ce n'est qu'en 1936, dans une thèse de médecine soutenue à Zurich, sous la direction du pédiatre suisse germanophone Guido Fanconi (1892-1979) et consacrée à l'étude d'un groupe d'enfants supposés atteints de maladie cœliaque, que figure la première description scientifique de la maladie qui est alors dénommée « fibrose kystique du pancréas avec bronchectasie[2] ». En 1938, la pédiatre et pathologiste américaine Dorothy Hansine Andersen (1901-1963) du Babies' Hospital de New York en fait une entité pathologique individualisée, après avoir décrit ses caractéristiques cliniques et histologiques principales dont, notamment, les problèmes pulmonaires, les manifestations digestives et les lésions anatomiques particulières du pancréas [1]. Elle retient le terme de « fibrose kystique du pancréas » (Cystic Fibrosis of the Pancreas) qui a cependant le défaut d'occulter l'importance de la composante pulmonaire. De plus, elle attribue à tort cette maladie nouvellement décrite à une carence en vitamine A. Une fois encore, il faudra attendre quelques années pour que le déficit en cette vitamine

[1] Intolérance au gluten.

[2] Dilatation des bronches.

liposoluble soit compris comme l'une des conséquences de la maladie et non sa cause.

Pourtant, la communauté médicale anglophone adopte immédiatement cette dénomination, proposée par DH Andersen, qui deviendra très vite encore plus restrictive sous le terme « Cystic Fibrosis » (CF) qui reste le plus utilisé et est compris partout dans le monde aujourd'hui.

C'est pourtant le pédiatre américain Sydney Farber (1903-1973) qui, en 1943, proposera le terme de « mucoviscidosis », qui donnera « mucoviscidose » en français, en référence au terme « mucus visqueux », et possède le mérite, en comparaison de la dénomination de DH Andersen, uniquement centrée sur le pancréas, de souligner l'atteinte multi-organes qui affecte les caractéristiques rhéologiques des sécrétions pulmonaires et intestinales notamment, mais pas exclusivement. Cette référence n'est plus guère utilisée aujourd'hui qu'en France et dans les pays germanophones, même si la communauté médicale et scientifique française, qui, il est vrai, se doit de publier en anglais, emploie très facilement l'abréviation « CF » ou, parce que la manie des raccourcis est décidément irrépressible, parle volontiers de la « muco » et des patients « mucos ».

Transmission génétique

Face à l'observation fréquente de plusieurs malades dans la même fratrie et au fait que la mucoviscidose frappe les filles et les garçons dans des proportions égales, DH Andersen et RC Hodges suggèrent en 1946 le caractère génétique de la maladie avec un mode de transmission autosomique[1] récessif [2]. À cette époque, on ignore évidemment, et pour encore longtemps, la nature du gène impliqué dans la mucoviscidose mais on sait que chaque personne possède deux copies de chacun de ses gènes. Soit ces deux copies sont normales et on a affaire à un sujet sain ; soit une seule des deux copies comporte une mutation, l'autre étant normale, et on parle dans ce cas de porteur sain[2] car une copie normale suffit pour ne pas développer la maladie (c'est ce qu'indique le caractère récessif) ;

---

[1] Autosome : n'importe quel chromosome, à l'exception des chromosomes sexuels X et Y.

[2] Hétérozygote sain.

soit les deux copies sont anormales et, dans ce cas, le sujet développera tout ou partie des symptômes de la maladie. Les deux copies mutées peuvent alors soit porter la même mutation et on parlera d'homozygote malade, soit deux mutations différentes et le patient sera alors qualifié d'hétérozygote composite.

Ainsi, chaque fois qu'une femme et un homme, tous les deux hétérozygotes sains, conçoivent un enfant, celui-ci a des probabilités égales à 1/2 (50 %) de recevoir de sa mère soit le gène muté, soit le gène normal. Comme il en est de même pour le patrimoine génétique que lui transmet son père, le futur enfant a donc une probabilité $1/4 = (1/2)^2 = 25$ % de recevoir deux copies mutées et d'exprimer la maladie, une probabilité égale de recevoir les deux copies normales et, enfin, une chance sur deux d'être un porteur sain, non malade mais potentiellement transmetteur de la mutation à sa propre future descendance, selon qu'il aura reçu le gène muté de sa mère et le gène normal de son père ou inversement.

La compréhension de ce mécanisme de transmission héréditaire permet de relier simplement l'incidence de la mucoviscidose, ou de toute autre maladie génétique transmise sur le même mode dit autosomique récessif, à la fréquence des porteurs sains dans la population générale. En effet, si on note p la fréquence des porteurs sains, identique chez les femmes et les hommes, dans la population générale d'une zone géographique donnée, la probabilité de formation d'un couple entre deux hétérozygotes sains est $p \text{x} p = p^2$. Comme leur risque à chaque grossesse de donner naissance à un enfant malade est de 1/4 (25 %), l'incidence de la maladie dans cette population sera alors égale à $p^2/4$.

Si nous prenons l'exemple de la France où l'incidence de la mucoviscidose est d'environ un cas pour 4000 naissances, un calcul simple montre que la fréquence des porteurs sains parmi la population vivant en France est de 3,16 % (un individu sur 32). Ramenée à une population totale d'environ 68 millions d'habitants, elle signifie que plus de 2 millions de personnes vivant dans notre pays sont porteuses d'une mutation sur le gène impliqué dans la mucoviscidose. Bien entendu, l'immense majorité d'entre elles ne le saura jamais. À l'exception, évidemment, de celles qui se trouveront confrontées à l'apparition d'un ou plusieurs cas de mucoviscidose au sein de leur famille.

Dans des zones géographiques françaises où l'incidence de la mucoviscidose est supérieure à la moyenne nationale, comme les départements du Finistère et de la Seine-Maritime, avec environ un cas pour 3000 naissances, le même calcul indique que la fréquence des porteurs sains est au moins de 3,6 % (un individu sur 28).

L'ÉTAT DE LA SITUATION DE LA MUCOVISCIDOSE EN 1945

À l'issue de la Seconde Guerre mondiale, la situation sur le front de la mucoviscidose n'est vraiment pas brillante. Certes, la maladie est désormais identifiée mais elle reste peu et mal connue, son mode de transmission héréditaire est désormais bien établi, mais il n'y a pas encore de diagnostic biologique disponible, alors que le diagnostic clinique reste difficile sauf à un stade très avancé de l'évolution de la maladie, c'est-à-dire trop tardivement dans la plupart des cas. Les pédiatres qui s'intéressent à la mucoviscidose sont rares et ils n'ont ni le temps, ni les moyens thérapeutiques, ni une stratégie fondée sur des connaissances scientifiques bien étayées pour pouvoir mener une lutte efficace. L'antibiothérapie à visée pulmonaire n'existe quasiment pas, car même si la pénicilline a été découverte dès 1928 par Alexander Fleming (1881-1955, Prix Nobel 1945), sa production reste très insuffisante en 1945 et les rares stocks disponibles sont prioritairement réservés aux blessés de l'armée des États-Unis d'Amérique.

Dans l'Europe dévastée de 1945, la tuberculose infantile continue à faire des ravages, reléguant bien loin à l'arrière-plan des préoccupations de Santé les dégâts provoqués par les infections pulmonaires chroniques de la mucoviscidose. La vaccination par le BCG[1], pourtant mise au point dès 1921, a encore du mal à trouver sa place, notamment en raison des forts doutes émis par la communauté médicale d'outre-Atlantique sur son efficacité et elle ne deviendra obligatoire en France qu'à partir de 1950.

Dans ce contexte général très sombre, les enfants atteints de mucoviscidose qui naissent au cours du « baby-boom » de 1946 auront une espérance moyenne de vie qui restera inférieure à trois ans.

---

[1] Vaccin Bilié de Calmette et Guérin.

LE DIAGNOSTIC BIOLOGIQUE

À la suite de sa description princeps de la fibrose kystique du pancréas, DH Andersen a mis au point avec son équipe un test de diagnostic biologique reposant sur l'analyse du contenu enzymatique du liquide duodénal[1]. Cependant la difficulté d'analyse et le caractère très invasif du prélèvement nécessaire à cet examen le rendent peu applicable chez l'enfant en cas de suspicion de mucoviscidose.

La véritable histoire du diagnostic biologique viendra à la suite d'un évènement climatique. En effet, au cours de la canicule qui s'abat sur New York à l'été 1948, le pédiatre Paul di Sant'Agnese (1914-2005) voit arriver à sa consultation de nombreux jeunes patients atteints de mucoviscidose qui sont déshydratés, dans un état de prostration et dont certains présentent des signes de confusion mentale. Probablement très bon connaisseur de la physico-chimie du milieu intérieur[2], Paul di Sant'Agnese pose le diagnostic de déshydratation hypotonique[3] du secteur extracellulaire qu'il explique à la fois par une perte d'eau accrue en raison de la sudation importante due aux fortes chaleurs, mais surtout par une perte excessive d'ions (perte de sel), aboutissant à une hyponatrémie[4]. Parmi les conséquences de cette situation, le gonflement des cellules par la rentrée d'eau (hyperhydratation intracellulaire) explique pour une part les signes de confusion mentale.

Les principaux ions de l'organisme dans le secteur extracellulaire sont, par ordre d'importance quantitative décroissante, le cation sodium Na^+, les anions chlorure Cl^- et bicarbonate HCO_3^- et le cation potassium K^+. En suivant la logique de son diagnostic, Paul di Sant'Agnese décide de mesurer la composition ionique de la sueur chez ses patients atteints de mucoviscidose et, pour comparaison, chez des sujets normaux. Il constate alors, chez ses patients par rapport aux sujets témoins, une forte augmentation de la concentration molaire[5] sudorale des ions Cl^- et Na^+ et à un moindre degré

1 Duodénum : portion initiale de l'intestin grêle qui suit l'estomac et où se déversent les enzymes pancréatiques.
2 Équilibre hydro-électrolytique ou hydro-ionique.
3 Trop pauvre en sels.
4 Défaut de sodium dans le sang.
5 Quantité par unité de volume exprimée en mole par litre (mol/L).

de l'ion K^+. De plus, dans la sueur des sujets atteints de mucoviscidose, Cl^- est plus abondant que Na^+, contrairement à ce qui s'observe chez les sujets sains. Ces anomalies ioniques sont décrites en 1953 [3] : le test de la sueur est né et la mesure de la concentration molaire sudorale de l'ion Cl^- reste encore aujourd'hui le principal critère du diagnostic biologique de la mucoviscidose.

Pendant ses premières années d'utilisation, la principale difficulté pratique du test réside dans le recueil d'une quantité suffisante de sueur, notamment chez le très jeune enfant. La manière un peu brutale utilisée consiste alors à réchauffer le petit patient, par exemple en l'enveloppant étroitement dans d'épaisses couvertures. Cette méthode très inconfortable et potentiellement dangereuse sera progressivement supplantée, à partir de 1959, par une technique de stimulation électrochimique de la sudation[1].

Avec la découverte du test de la sueur, on retrouve évidemment le rôle central du sel dans la mucoviscidose que pouvait faire présager l'ancien adage évoquant le malheur attendu en cas de goût salé du baiser sur le front de l'enfant. Il faudra cependant attendre encore 30 ans pour comprendre le mécanisme qui conduit à ces anomalies de composition ionique, et encore un peu plus pour relier logiquement les anomalies génétiques qui sont à l'origine de la mucoviscidose au rôle central joué par l'anion chlorure Cl^- dans cette maladie.

NAISSANCE DE LA GÉNÉTIQUE MOLÉCULAIRE

C'est également en 1953 qu'est publiée dans la revue *Nature* par James Watson et Francis Crick (1916-2004) la désormais célèbre structure en double hélice de la molécule d'acide désoxyribonucléique (ADN), support de l'hérédité. Né en 1928, James Watson n'a donc que 25 ans au moment de cette découverte cruciale. En 1962, il se verra décerner le Prix Nobel de physiologie ou médecine, en compagnie de Francis Crick et Maurice Wilkins (1916-2004), pour cette avancée scientifique remarquable. Mais cette prestigieuse récompense va malheureusement laisser de côté la contribution déterminante d'une femme à cette importante découverte : Rosalind

---

[1] Iontophorèse à la pilocarpine.

Franklin (1920-1958), cet « oubli » n'étant pas seulement dû à la règle qui veut que le Prix Nobel ne puisse pas être décerné à titre posthume.

Issue d'une famille juive londonienne, Rosalind Franklin est une physico-chimiste brillante, cristallographe spécialiste à la fois de la microstructure des différentes formes de carbone, de celle des virus et de l'étude de l'ADN. Parfaitement francophone, elle s'initie à la diffractométrie aux rayons X[1], à Paris entre 1947 et 1951. C'est avec cette technique que, de retour au King's College de Londres, elle se consacre à l'étude de l'ADN avec son collègue Maurice Wilkins, avant de se brouiller avec lui. Elle réalise des clichés de l'ADN qui permettront de caractériser sa structure en double hélice, mais, par l'intermédiaire de Maurice Wilkins qui a accepté de collaborer avec Watson et Crick, ses résultats seront détournés et utilisés à son insu. Elle décède à 38 ans des suites d'un cancer de l'ovaire, probablement radio-induit par l'exposition aux rayons X. On peut regretter que le rôle déterminant de Rosalind Franklin dans la découverte de la structure moléculaire de l'ADN n'ait été reconnu que beaucoup plus tard, d'autant que Watson, tout auréolé du prestige du Nobel, mais à la fois misogyne et antisémite, s'emploiera toujours à minimiser le rôle de Rosalind Franklin, se permettant même de dresser publiquement de cette brillante chercheuse un portrait peu flatteur qui sera cependant dénoncé par Francis Crick.

Mais, à ce stade, la connaissance de la structure de l'ADN permet alors seulement de savoir que le patrimoine génétique est écrit en partant d'un alphabet de quatre lettres, chimiquement appelées « bases » : A, T, C et G, pour, respectivement, Adénine, Thymine, Cytosine et Guanine. La cohésion de la structure en double hélice est assurée par des liaisons chimiques de faible énergie et donc réversibles (liaisons Hydrogène) qui interviennent exclusivement entre le A d'une hélice et le T de l'autre ou, de la même façon, entre C et G. Ainsi, un A fait toujours face à un T et un C à un G. Chacune des deux hélices est donc parfaitement complémentaire de l'autre, ce qui permet notamment de comprendre le mécanisme de la réplication de l'ADN.

---

[1] Méthode physique d'étude des structures cristallines.

Toutefois, si on sait que le message génétique est bien contenu dans l'ordre d'enchaînement des paires de bases AT et CG, il se présente encore en 1953 comme un mystérieux message codé dont la signification échappe complètement et qui reste donc à déchiffrer. Ce sera le long et patient travail de décryptage du code génétique, auquel contribueront James Watson et surtout Francis Crick, avec plusieurs chercheurs internationaux dont le français François Jacob (1920-2013). Ce travail ne sera vraiment achevé qu'avec l'identification des 64 codons[1] en 1966, date à partir de laquelle il devient enfin possible de passer de la séquence d'un gène (suite ordonnée de paires de bases) à la structure de la protéine correspondante (enchaînement ordonné d'acides aminés) et réciproquement. Si le nombre des codons (64) est trois fois supérieur à celui des 20 acides aminés essentiels présents dans les protéines, cela s'explique par le fait que plusieurs codons différents peuvent correspondre à un même acide aminé ou à un même signe de ponctuation.

Mais pendant encore de nombreuses années, la génétique moléculaire sera de peu de secours à l'étude de la mucoviscidose, au moins tant que le gène responsable ne sera ni localisé ni identifié ou tant que la nature et *a fortiori* la structure, le rôle et la localisation tissulaire de la protéine pour laquelle il code resteront inconnus.

L'annexe 1, en fin d'ouvrage, présente une brève histoire de la génétique.

---

[1] Codons : groupes ordonnés de 3 bases parmi les 4 possibles, dont le nombre total est $4^3 = 64$ et dont chacun correspond à un acide aminé ou à un signal de ponctuation.

Chapitre 3
La volonté de lutte et la naissance de l'espoir

HISTOIRE DES ORGANISATIONS DE LUTTE ET DE FINANCEMENT DE LA RECHERCHE

Le plus souvent créées à l'initiative de parents ou de proches de jeunes patients atteints de mucoviscidose, mais rassemblant aussi des soignants et quelques chercheurs, des associations vont se constituer à partir du milieu des années 1950. Elles se donnent alors pour missions principales d'améliorer la qualité et l'espérance de vie des malades, de diffuser auprès du grand public l'information sur la mucoviscidose, pour la faire mieux connaître, d'améliorer la qualité des soins et la formation des professionnels de santé et, de plus en plus, d'aider à financer et développer la recherche sur cette maladie. Ces missions évolueront avec le temps et, pour les financer, ces associations vont se faire connaître et s'impliquer de plus en plus résolument dans la recherche des ressources nécessaires. Ces organisations vont aussi favoriser le rapprochement et le dialogue entre la communauté scientifique et médicale et les familles des malades, voire même, un peu plus tard, avec les malades eux-mêmes ; tous unis autour d'un objectif commun : mieux structurer et rendre plus efficace la lutte contre la mucoviscidose.

La première d'entre elles, en 1955, est la « US National CF Research Foundation », créée sous l'impulsion de Paul di Sant' Agnese, qui deviendra plus tard la « CF Foundation » (CFF). Elle sera suivie par son équivalent au Canada en 1959 (Canadian CF Foundation) et, au Royaume-Uni en 1964, par la « UK CF Research Foundation Trust », dont la dénomination sera modifiée progressivement pour aboutir en « CF Trust » au cours des années 1980. L'Association française de lutte contre la mucoviscidose (AFLM) est créée en 1965 sur le modèle et avec les objectifs des associations anglo-saxonnes. Cette appellation a le mérite de bien souligner l'objectif d'une « lutte » menée sur tous les fronts, une « guerre tous azimuts » contre la maladie et ses conséquences dévastatrices.

Récemment, elle s'est renommée « Vaincre la mucoviscidose » (VLM), terme qui marque clairement l'espoir en évoquant la possibilité d'une victoire.

Un autre pas est franchi vers une organisation optimisée et globale de la prise en charge des patients, avec la création en Amérique du Nord des premiers centres spécialisés (CF centres), à Montréal en 1957, Toronto en 1958 puis Halifax en 1966. Sur le territoire européen, le premier centre spécialisé est créé à Copenhague (Danemark) en 1968. Il est resté depuis le seul centre de ce pays et accueille ainsi la quasi-totalité des patients danois. Plus tard, l'implantation des « CF centres » se fera à des cadences variables selon les différents pays. Ils resteront peu nombreux au Royaume-Uni avant 1980, relevant d'initiatives et volontés locales comme à Leeds dans le comté du Yorkshire où s'ouvre un « CF service » en 1975. La création officielle de centres spécialisés en France, sous la dénomination de Centres de Ressources et de Compétences pour la Mucoviscidose (CRCM) devra attendre 2002, même si cela n'avait pas empêché bien avant cette date des initiatives locales, développées dans quelques services hospitaliers de pédiatrie, à Paris et en province, pour offrir aux patients atteints de mucoviscidose un service proche de celui proposé par les centres spécialisés de l'étranger, mais avec une différence notable, c'est-à-dire l'absence de moyens spécifiquement dédiés.

Réponse pragmatique, et qui va se révéler efficace, aux difficultés liées à la relative rareté de la mucoviscidose, la création des centres spécialisés se heurtera cependant pendant quelques années au scepticisme, voire à l'hostilité, d'une partie du corps médical pédiatrique qui persistait à penser, bien à tort, que sa formation et ses connaissances lui permettaient de couvrir la très large palette des compétences requises pour prendre en charge correctement cette maladie particulièrement complexe. Cela explique sans doute le retard apporté à la mise en place de ces centres dans plusieurs pays européens, notamment la France.

La création de ces centres spécialisés répondait à une véritable nécessité et à la demande, formulée avec insistance par les familles de malades et par la petite frange du corps médical qui connaissait le mieux cette maladie génétique, d'une stratégie de surveillance et de traitement qui soit fondée sur une approche globale des conséquences de la maladie et s'appuie, au fur et à mesure de leur acquisition, sur des connaissances scientifiquement démontrées. Face à la diversité et la complexité des problèmes que crée la mucoviscidose, pour les patients et leurs familles, ces centres spécialisés sont nécessairement conçus sur les principes féconds de la pluridisciplinarité et de la complémentarité des compétences, rassemblant autour des malades et de leurs familles et à leur service, pédiatres pneumologues, pédiatres nutritionnistes, microbiologistes, diététicien(ne)s, kinésithérapeutes respiratoires, personnels infirmiers, psychologues, etc. Avec l'augmentation de l'espérance de vie des patients, ces objectifs sont aujourd'hui partagés avec la médecine des adultes. Il s'agit de la surveillance étroite de l'évolution de la maladie, la mise en œuvre de protocoles de traitement optimisés, la mise en place d'essais cliniques contrôlés et la prévention ; il s'y ajoutera le souci du recueil rigoureux des données, annonçant la création et le développement des registres épidémiologiques régionaux et nationaux, outils qui sont devenus indispensables pour garantir la qualité de l'évaluation *a posteriori* des stratégies de surveillance et de traitement mises en œuvre et pour leur amélioration constante.

La volonté de développer la recherche sur la mucoviscidose et partager ses acquis au niveau national et international s'est traduite par la création de plusieurs sociétés savantes dont, en 1959, le Groupe de travail européen sur la mucoviscidose (European Working Group for Cystic Fibrosis : EWGCF), créé sous l'impulsion du pédiatre suisse Ettore Rossi (1915-1999), qui tient son premier congrès à Vienne (Autriche) en 1960. Rebaptisée « European Cystic Fibrosis Society » (ECFS), elle organise chaque année une importante conférence qui attire de nombreux spécialistes venus des deux côtés de l'Atlantique. L'ICFMA, pour International Cystic Fibrosis (Mucoviscidosis) Association voit le jour en 1965 à Paris sous la présidence de Paul di Sant'Agnese. Elle deviendra « CF Worldwide » qui organise un congrès quadri-annuel très fréquenté (NACFC, pour North American Cystic Fibrosis Conference) qui est devenu un évènement quasiment incontournable pour celles et ceux qui s'impliquent, souvent avec passion, et au travers de leurs différents secteurs disciplinaires, dans le combat pour vaincre la mucoviscidose. Aujourd'hui, le Clinical Trial Network (CTN) permet de faciliter l'inclusion de patients dans les nombreux essais cliniques qui se développent, en recensant plus de 30 000 malades.

DÉFINITION D'UNE RÉFLEXION GLOBALE ET APPORT DE NOUVEAUX MOYENS

Dès 1955, Harry Swachman (1910-1986), pédiatre nutritionniste au Children's Hospital de Boston définit ce que devraient être, selon lui, les trois fondements d'une prise en charge moderne de la mucoviscidose : 1) Diagnostic précoce, 2) Traitement précoce et actif de l'infection pulmonaire et 3) Surveillance et maintien de l'état nutritionnel. Malheureusement, à cette époque, il ne s'agit que de propositions visionnaires, car les outils pour les mettre en œuvre manquent alors cruellement. Le diagnostic demeure essentiellement fondé sur la reconnaissance des signes cliniques, il reste donc encore trop souvent tardif et il n'est pas envisageable, pour des raisons pratiques et financières, de soumettre tous les nourrissons au test de la sueur, seul critère reconnu de diagnostic biologique. Certes, les antibiotiques commencent à se diversifier avec l'apparition de nouvelles molécules, comme les aminosides tels la tobramycine, mais il n'y a pas le recul suffisant pour évaluer leur efficacité. Enfin, les régimes alimentaires pauvres en graisse usuellement préconisés depuis les recommandations de Dorothy Andersen, s'ils améliorent le confort intestinal, se traduisent par un déficit d'apport énergétique qui ne fait qu'empirer le retard staturo-pondéral des malades et appauvrir leurs défenses immunitaires. Le bénéfice nutritionnel apporté par l'absorption de préparations d'enzymes pancréatiques, à vrai dire peu efficaces, n'est pas encore universellement reconnu.

Les décennies 1950 et 1960 voient cependant plusieurs avancées discrètes avec, notamment, l'amélioration et la simplification des tests d'exploration pulmonaire et d'évaluation de la fonction pancréatique. De même, importées du Royaume-Uni, de nouvelles techniques de kinésithérapie respiratoire, telles que le drainage autogène[1], mieux adaptées à la rhéologie[2] très particulière des

---

[1] Technique de kinésithérapie respiratoire permettant le désencombrement bronchique par évacuation du mucus.

[2] Science du mouvement des liquides élastiques et visqueux.

sécrétions pulmonaires dans la mucoviscidose, vont se généraliser et contribuer à développer leur pratique quotidienne comme méthode de prévention des obstructions bronchiques.

Malgré les premières mentions en 1958 de rares patients qui survivent à l'âge adulte [4], le climat général, à la fin des années 1960, au sein des familles frappées par la mucoviscidose, reste marqué par un sentiment dominant d'ignorance et de détresse, non mitigé par la moindre lueur d'espoir ou une avancée palpable et décisive. Il est vrai qu'à cette époque, l'absolue nécessité d'une intervention précoce et préventive est loin de faire l'unanimité et la plupart des praticiens préfèrent attendre l'apparition des symptômes pour intervenir, y compris certains grands pionniers dans leur domaine comme Paul di Sant'Agnese.

Cependant, le début des années 1970 va être marqué, au moins pour une partie du corps médical, par un changement d'attitude assez radical qui vient des centres spécialisés où s'est progressivement accumulée l'expérience de la prise en charge de patients qui sont de plus en plus nombreux et vivent plus longtemps. Cette nouvelle vision moins pessimiste est symbolisée en 1974 par la parution d'un article de Douglas Crozier [5], de la Clinique CF à l'Hôpital des enfants malades de Toronto, qui frappe les esprits par son titre : « Mucoviscidose – une maladie pas si fatale » (Cystic Fibrosis – a not so fatal disease) et rappelle les principes fondamentaux d'une prise en charge moderne de la mucoviscidose, en affirmant que le succès dépend d'une complète évaluation individualisée de chaque patient et de tentatives inlassablement renouvelées d'obtenir et de maintenir des fonctions physiologiques aussi proches que possible de la normale. L'impulsion est ainsi donnée pour une approche multi-organes et donc pluridisciplinaire. Douglas Crozier dénonce, en particulier, le traditionnel régime pauvre en graisse et préconise plutôt un régime normal, et donc plus appétissant, même s'il doit malheureusement être accompagné à chaque repas de la prise d'un nombre impressionnant de gélules d'enzymes pancréatiques. Mais les résultats sont clairement là : la plus longue espérance de vie des patients de Toronto, par rapport à celle observée dans d'autres centres spécialisés du Canada et des USA, semble bien être associée à leur meilleur statut nutritionnel.

Plus tard, le lien entre l'amélioration de la fonction respiratoire des patients et celle de leur état nutritionnel apparaîtra de plus en plus évident, marquant les premiers succès du début d'une approche globale de la maladie.

En 1977, l'apparition d'une nouvelle préparation d'enzymes pancréatiques gastro-résistantes annonce une profonde amélioration de l'état nutritionnel des patients atteints de mucoviscidose et va marquer un tournant important de la prise en charge. En effet, les enzymes digestives contenues dans les préparations utilisées jusqu'alors pour tenter de compenser l'insuffisance pancréatique exocrine étaient pour la plupart détruites dès leur passage dans l'estomac, en raison de la forte acidité[1] qui y règne, et donc bien avant d'atteindre leur site d'action qui se situe au début de l'intestin grêle. Dans la nouvelle présentation, les enzymes pancréatiques sont encapsulées et protégées dans des microsphères dont l'enveloppe résiste à cette acidité et ne sont libérées que dans l'environnement basique[2] du duodénum où elles pourront dégrader les protéines et les graisses absorbées dans le cadre d'un régime au contenu énergétique normal.

Un autre progrès important dans la lutte contre l'infection pulmonaire chronique à *Pseudomonas aeruginosa*, qui affecte gravement le pronostic vital, est accompli avec l'initiative originale du centre spécialisé de Copenhague où l'équipe de Niels Hoiby instaure, dès 1976, chez les patients concernés des cures préventives d'antibiotiques par voie intraveineuse d'une durée de deux semaines, renouvelées tous les trois mois. Évaluée avec le recul nécessaire, dans les années 1980 et 1990, cette intervention prophylactique verra son efficacité démontrée par une augmentation spectaculaire de l'espérance de vie des patients danois [6].

En contraste avec ces résultats prometteurs issus de la recherche clinique, les progrès scientifiques de la décennie 1970 sont quasiment inexistants. Les recherches intensives menées pour l'identification de molécules spécifiques (CF factors) présentes dans le sérum des malades débouchent toutes sur des impasses et, à l'aube des années 1980, le gène responsable de la

---

[1] Excès d'ions H^+.

[2] Contraire d'acide.

mucoviscidose et les mécanismes qui expliqueraient les conséquences de ses anomalies sont encore des mystères absolus.

Sur le plan de l'aide au diagnostic, le bénéfice potentiel, plusieurs fois exprimé, d'une intervention précoce suscite le développement d'expériences de dépistage néonatal systématique, basées sur la mesure semi-quantitative d'un excès d'albumine dans le méconium[1] des nouveau-nés (BM test Méconium). Mais, dans son principe même, ce test de dépistage repose sur une évaluation indirecte de l'insuffisance pancréatique exocrine congénitale et il est donc incapable *a priori* de détecter les nouveau-nés atteints dont la fonction pancréatique est encore suffisante. Mais il présente aussi bien d'autres inconvénients qui vont conduire progressivement à l'abandon des diverses expériences : taux excessivement élevés de faux positifs[2], notamment chez les enfants prématurés, et de faux négatifs[3]. Il faut cependant relever l'exception du service spécialisé de Leeds (Yorkshire) qui, de 1975 à 1996, continuera son expérience avec un certain succès, probablement imputable au fait que les tests étaient réalisés par un laboratoire central et non, comme partout ailleurs, au pied du berceau du nouveau-né par des personnels de maternité souvent peu ou mal formés et débordés de travail.

ANNÉES 1980 : LES PREMIÈRES AVANCÉES NÉCESSAIRES

Le début de cette période voit se renforcer la conviction du bénéfice qui est associé au suivi et au traitement des patients atteints de mucoviscidose au sein des centres pluridisciplinaires spécialisés, plutôt que dans le secteur médical plus traditionnel. De plus, le développement des registres épidémiologiques locaux et nationaux commence à offrir un puissant outil de comparaison entre les centres, ce qui va permettre progressivement l'amélioration des protocoles de prise en charge. Ainsi, c'est à partir de la constatation des différences considérables d'espérance moyenne de vie des patients observées dans trois centres des USA (espérances variant de 9 à 23 ans) que l'analyse comparative des modalités de suivi et

---

[1] Première selle du nouveau-né.

[2] Nouveau-nés sains présentant un test anormal.

[3] Nouveau-nés atteints de mucoviscidose dont le test est normal.

de traitement va permettre de souligner que ces différences s'expliquent bien davantage par l'intensité de la prise en charge que par la nature des protocoles de soins qui leur sont appliqués. Ces résultats vont plaider fortement en faveur d'une augmentation de la fréquence des visites de surveillance, de la durée des cures d'antibiothérapie intraveineuse et surtout d'une intervention médicale qui suive d'aussi près que possible le diagnostic de mucoviscidose, sans attendre l'apparition des premiers symptômes. Mais, malgré cette volonté d'une prise en charge déterminée et plus rapide, la question de la précocité du diagnostic reste encore entièrement posée.

Ces données vont cependant entraîner le développement des centres pluridisciplinaires spécialisés en Europe, notamment au Royaume-Uni, mais le système médical français s'y montrera encore réticent pendant de nombreuses années.

Jusqu'au début des années 1980, la primo-infection à *Pseudomonas aeruginosa* était considérée avec fatalisme comme la première étape vers l'inéluctable colonisation chronique qui marque souvent le point de non-retour pour la plupart des malades. C'est pourquoi la démonstration par l'équipe danoise de Niels Hoiby, en 1991, d'une possible éradication précoce de cette bactérie pathogène dès sa première apparition constitue une avancée décisive de la recherche clinique [7], qui va permettre, à la fois, de repousser dans le temps cette redoutable infection chronique et diminuer sa prévalence chez les malades suivis dans les centres qui adoptent cette stratégie.

Mais la décennie 1980, au contraire de la précédente, doit surtout être considérée comme remarquable dans l'histoire de la mucoviscidose pour des avancées scientifiques majeures qui vont contribuer à modifier en profondeur le contexte de la lutte contre la maladie ; elles concernent trois domaines : 1) la biologie des transports ioniques de part et d'autre des membranes épithéliales formant la surface des organes ouverts sur l'extérieur, 2) la découverte simultanée du gène responsable, de sa mutation principale et de la protéine, et 3) le diagnostic précoce enfin rendu possible avec le dépistage néonatal systématique.

On réalise dans cette grande avancée combien la science apporte à cette maladie, mais également combien l'éclaircissement de sa physiopathologie a permis, en retour, des progrès majeurs dans bien des domaines scientifiques et médicaux.

1) Les anomalies des transports ioniques membranaires

La biologie des membranes cellulaires a fait un pas de géant en 1972, avec la présentation du modèle dit de la mosaïque fluide par Jonathan Singer et Garth Nicholson. Dans ce modèle, aujourd'hui couramment admis, la structure de la membrane est constituée par une double couche de phospholipides, longues molécules qui comportent une petite extrémité sphérique hydrophile et une double longue « queue » hydrophobe et qui, en présence d'eau, ont la propriété de s'auto-organiser spontanément en formant un double feuillet de telle sorte que les pôles hydrophiles soient à la surface, exposés soit au milieu aqueux extérieur, soit au milieu intérieur, tandis que les queues hydrophobes se rassemblent et se font face à l'intérieur du feuillet. Bien qu'une telle double couche lipidique ne soit que très faiblement perméable à l'eau et imperméable aux ions, la membrane cellulaire acquiert une perméabilité sélective grâce à la présence de protéines qui « nagent » au sein de la bicouche en la traversant totalement (protéines intégrales), assurant pour certaines d'entre elles le rôle de transporteur ou de canal ionique. Cet ensemble complexe est constitué d'éléments différents (mosaïque) qui sont en constant mouvement et renouvellement (fluide).

L'épaisseur de la membrane cellulaire est d'environ 7 à 8 nm[1] alors que l'ordre de grandeur des dimensions des cellules humaines va de 10 à quelques dizaines de µm[2] ; cela permet de se donner une représentation géométrique simple de la cellule qui évoque un ballon de baudruche de quelques dizaines de centimètres de diamètre, délimité par un film élastique de seulement quelques dixièmes de millimètre d'épaisseur.

Les organes ouverts communiquent avec l'extérieur au travers d'une fine couche de cellules jointives qui les délimite : l'épithélium de surface. Les transports d'eau et d'ions de part et d'autre de cette limite peuvent emprunter deux voies : soit un passage entre les

[1] Abréviation de nanomètre, soit un milliardième de mètre.
[2] Abréviation de micromètre ou micron, soit un millionième de mètre.

cellules soit, bien plus complexe, un passage qui les traverse de part en part et doit donc franchir successivement deux membranes aux propriétés très différentes. En effet, les cellules épithéliales sont asymétriques et polarisées, avec une membrane apicale (tournée vers l'extérieur) et une membrane basale en contact avec l'intérieur de l'organe et, en particulier, sa vascularisation[1]. Les membranes de ces deux faces sont équipées de systèmes très complexes, mais radicalement différents, pour le transport des ions. Ces systèmes fonctionnent cependant en synergie pour garantir des compositions ioniques stables des milieux intracellulaire et extracellulaire, quels que soient les mouvements d'entrée et de sortie. Cet état dit stationnaire, sur la base duquel fonctionnent tous les organismes vivants, et qui concerne aussi l'eau, se caractérise par une inégale répartition des ions, espèces électriquement chargées, entre les secteurs liquidiens extracellulaires et intracellulaires, entraînant ainsi des différences de potentiel électrique qui peuvent être mesurées, à la fois au niveau transmembranaire et au niveau transépithélial.

En 1981, Michael Knowles et son équipe de l'université de Caroline du Nord démontrent l'existence d'une différence de potentiel électrique anormalement élevée de part et d'autre de l'épithélium nasal des sujets atteints de mucoviscidose [8]. L'anomalie bioélectrique de cet épithélium respiratoire facilement accessible sera rapidement confirmée et interprétée comme la conséquence d'une réabsorption massive de l'ion sodium Na^+ et de l'eau, déjà suggérée l'année précédente lors du Congrès international CF tenu à Toronto. Un peu plus tard, l'observation de la même anomalie chez des nouveau-nés atteints de mucoviscidose permet d'accréditer l'idée qu'elle est directement liée au défaut primaire de la maladie et non à ses effets secondaires. L'identification du défaut primaire de la mucoviscidose comme une anomalie des mouvements ioniques transmembranaires commence enfin à se rapprocher.

Deux ans plus tard, en 1983, soit 30 ans après la découverte du test de la sueur, Paul Quinton [9], chercheur américain qui, sur le plan personnel, présente la particularité d'être lui-même atteint de mucoviscidose, démontre l'imperméabilité de l'épithélium des

---

[1] Réseau d'irrigation sanguine.

glandes sudoripares à l'ion chlorure Cl^-, ce qui empêche sa réabsorption et permet d'expliquer logiquement l'anomalie de concentration ionique de la sueur observée depuis bien longtemps chez les malades (le goût salé) et constitue la base du diagnostic biologique de la mucoviscidose. Cette découverte marque une importante évolution de concept concernant le rôle direct des ions chlorure dans la régulation des fonctions cellulaires, car le dogme établi jusque-là était que les anions Cl^- ne faisaient que suivre passivement les mouvements des cations Na^+ et K^+ afin de maintenir l'électroneutralité[1].

Ces deux avancées importantes ne laissent dès lors aucun doute sur le fait qu'une altération des transports ioniques membranaires constitue bien le défaut primaire de la maladie. Il reste cependant à identifier le gène responsable.

2) Le gène et la protéine

Dans l'approche classique d'une maladie monogénique[2], l'identification de la protéine impliquée et de ses défauts de séquence en acides aminés permet, à l'aide du code génétique, de déduire la séquence du gène, sa localisation chromosomique et la nature de ses altérations (mutations). Ce fut par exemple le cas pour la drépanocytose (anémie falciforme), maladie génétique due à la production d'une hémoglobine anormale, l'hémoglobine S, dont le défaut de structure a été identifié dès 1956, permettant de remonter quelques années plus tard au gène impliqué et à la mutation responsable.

Malheureusement, rien de tel n'était possible avec la mucoviscidose, pour laquelle la structure de la protéine responsable des anomalies de transport ionique constatées restait inconnue. Dans une telle situation, il existe une stratégie alternative, nommée clonage de position ou génétique inverse, qui est basée sur une suite bien codifiée d'étapes :

- La localisation chromosomique du gène, à l'aide de l'analyse des liaisons génétiques qui sont des associations, non imputables au hasard, entre la présence de la maladie dans une famille et celle de séquences particulières sans traduction

---

[1] Stricte égalité dans un milieu des charges électriques négatives et positives.
[2] Provoquée par l'altération d'un seul gène.

pathologique qui sont repérées sur l'ADN (marqueurs polymorphes). Cette démarche repose sur le principe qu'une séquence particulière d'ADN a une probabilité d'autant plus élevée d'être transmise en même temps qu'un gène qu'elle se trouve proche de celui-ci dans le génome parental ;

- L'isolement de fragments d'ADN de la région chromosomique concernée et le repérage des séquences à même de constituer des gènes (recherche de gènes candidats) ;

- L'identification du gène responsable dont le séquençage permet de déduire l'ordre d'enchaînement des codons constituant son ARN messager (ARNm) et donc la structure de la protéine pour laquelle il code ;

- Et enfin, la mise en évidence d'au moins une mutation dans ce gène, qui ne doit être présente que dans les familles atteintes par la maladie ; ce qui va finalement constituer la preuve définitive que le gène repéré est bien celui qui était recherché.

Au cours de ce long et patient cheminement, le gène est localisé simultanément par trois équipes, à la fin de 1985, vers le milieu du bras long du chromosome 7 à l'intérieur d'un segment d'ADN comportant encore environ 12 millions de paires de bases (12 Mpb). Un an plus tard, la zone de recherche sera réduite à 2 Mpb.

L'évènement tant attendu se produit enfin, en septembre 1989, quand la revue américaine Science publie simultanément trois articles qui entreront dans l'histoire de la mucoviscidose [10 – 12], décrivant l'identification et la structure du gène, la nature de la protéine pour laquelle il code et la caractérisation de la principale mutation responsable de la maladie. Cet aboutissement est le fruit d'une étroite collaboration qui s'est établie dès 1987 entre les équipes de Lap Chee Tsui et John Riordan au Canada et de Francis Collins aux USA.

Le gène ainsi caractérisé est baptisé *CFTR*, pour « Cystic Fibrosis Transmembrane conductance Regulator ». C'est un très long gène, s'étendant sur une région génomique de 185 000 paires de bases (185 kpb). Il contient 27 exons (régions codantes) séparés par 26 longues séquences non codantes (introns). Son ARN messager comporte plus de 6000 bases et sa localisation tissulaire, qui est démontrée dans les cellules bronchiques, le pancréas, le foie et les glandes sudoripares, est évidemment compatible avec les caractéristiques physiopathologiques de la mucoviscidose.

La protéine CFTR sera ensuite synthétisée par l'équipe de J. Riordan. Elle est constituée d'une seule chaîne de 1480 acides aminés, avec une masse molaire de 168 000 Daltons[1] et sa structure l'apparente assez clairement à une famille de protéines impliquées dans les transports membranaires chez différentes espèces vivantes : bactéries, drosophile[2] et mammifères. Elle est constituée de deux domaines de 6 hélices-α, insérées dans la membrane, et de trois domaines intracellulaires : deux domaines de liaison des nucléotides, NBD1 et NBD2 (Nucleotide Binding Domain) et un domaine dit régulateur (domaine R) qui fait son originalité et se situe entre le NBD1 et la seconde série de 6 hélices-α transmembranaires. Les deux extrémités de la protéine CFTR (dites N et C terminales) sont intracellulaires et sa séquence générale d'une extrémité à l'autre peut se résumer à : Extrémité N - Premier domaine transmembranaire – NBD1 – Domaine R – Second domaine transmembranaire – NBD2 – Extrémité C.

Il apparaîtra un peu plus tard que CFTR est une protéine multifonctionnelle dont la fonction principale est celle d'un canal ionique qui permet la sortie de l'ion chlorure Cl^- vers l'extérieur de la cellule, favorisant ainsi la sortie conjointe d'eau et freinant l'entrée de l'ion sodium Na^+. Plus tard, Paul Quinton montrera que CFTR conduit aussi les anions bicarbonate. Mais CFTR semble assumer aussi bien d'autres rôles plus complexes comme, par exemple, la régulation d'autres canaux ioniques membranaires. Ainsi, à la fois protéine canal et protéine de régulation, le nom qui lui a été donné par ses découvreurs, Cystic Fibrosis Transmembrane conductance Regulator, apparaît bien approprié.

Une mutation est retrouvée, en au moins un exemplaire, chez environ 70 % des patients atteints de mucoviscidose. Elle est située dans l'exon 10 et correspond à la perte de trois bases successives

---

[1] Unité de masse molaire équivalente à un gramme par mole (g/mol).

[2] Espèce de mouche.

CTT dans l'ADN, qui se traduit dans l'ARNm par la délétion de CUU et, dans la protéine CFTR par la délétion (disparition) de l'acide aminé phénylalanine (F) en position 508. Elle est notée ΔF508, qui deviendra plus tard F508del. La protéine mutante F508del-CFTR ne comporte donc que 1479 acides aminés sur 1480, mais l'absence de la phénylalanine 508 provoque un défaut de repliement (misfolding) de sa structure tridimensionnelle qui perturbe gravement l'association du NBD1, dans lequel elle se situe, avec les domaines transmembranaires. Cette anomalie de repliement a pour conséquence de déclencher la mise en alerte du système de contrôle de qualité de la cellule dirigé contre les protéines présentant un défaut de structure. Cela limite le transport à la membrane à seulement 1 à 2 % de la normale. Cependant, on constatera très vite que si cette protéine CFTR mutante parvient à s'insérer dans la membrane cellulaire, en échappant à ce contrôle de qualité, elle s'y révèle un peu fonctionnelle comme canal chlorure. Cette donnée, qui paraît juste « rageante » dans l'immédiat, se révèlera porteuse de grands espoirs thérapeutiques quelques années plus tard.

Au début des années 1990, la période qui suit immédiatement la découverte du gène et de la protéine CFTR est marquée par une phase d'optimisme, presque d'euphorie, qui saisit le milieu scientifique et médical, mais aussi les familles des malades, et qui va conduire à l'avancée de plusieurs supputations qui se révèleront rapidement erronées. Au premier rang de celles-ci, s'est trouvée l'annonce trop prématurée de la mise en œuvre prochaine de la thérapie génique, technologie censée apporter une solution thérapeutique définitive à la mucoviscidose, mais qui va se heurter à de multiples obstacles pour sa mise en application. L'annexe 2 propose une histoire résumée de la thérapie génique.

De même, puisqu'une seule mutation, la F508del, était retrouvée chez 70 % des malades, on a pensé que seulement un petit nombre d'autres mutations allaient représenter les 30 % restants. Mais il n'en fut rien, puisque plus de 2000 mutations responsables de la mucoviscidose ont été décrites depuis (www.genet.sickkids.on.ca/cftr). Plusieurs types de mutations sont rencontrés dans les gènes des malades :

- Délétion d'un acide aminé, avec comme exemple principal F508del,

- Changement d'un acide aminé par un autre, exemples : G551D, mutation où la glycine (G) en position 551 est remplacée par l'acide aspartique (D), ou N1303K pour laquelle l'asparagine 1303 (N) est substituée par une lysine (K), (mutations dites « faux sens »)

- Changement d'un codon acide aminé en un codon Stop, exemples : G542X, mutation où la glycine 542 est remplacée par un signal d'arrêt de synthèse de la protéine (X), G553X, W1282X (mutations dites « non sens »),

- Micro-insertions ou délétions qui décalent le cadre de lecture de l'ARNm et le rendent ainsi illisible, exemple : 1078delT,

- …

Au total, seules 5 mutations, parmi les plus de 2000 identifiées, dépassent la fréquence de 1 % au niveau mondial : F508del, G542X, G551D, N1303K et W1282X. C'est dire que la plupart des 2000 autres mutations sont très rares, voire rarissimes. Certaines sont même qualifiées de « privées », car elles n'ont été trouvées que dans une seule famille. La fréquence des diverses mutations présente des variations géographiques, ainsi la F508del montre un gradient décroissant du Nord-Ouest vers le Sud-Est de l'Europe, la répartition de la fréquence des mutations n'est pas la même dans la région des Balkans que dans les pays d'Europe occidentale, etc. Certaines mutations rares présentent des « poches » de fréquence plus élevée, comme par exemple, la mutation G551D dans le Finistère Nord, l'Irlande et le Pays de Galles, pays d'origine celte, ou la mutation 1078delT le long des côtes du Finistère Sud.

Une classification des mutations qui va se révéler utile un peu plus tard

Cette diversité considérable a conduit à proposer une répartition des mutations en 6 classes, en fonction de leur conséquence sur la synthèse, la maturation, le transport et le caractère fonctionnel de la protéine CFTR. Même si certaines mutations peuvent être rattachées à deux classes différentes, comme la mutation principale F508del, cette classification se révèlera très utile plus tard dans une approche thérapeutique nouvelle :

- Classe I : Formation d'une protéine tronquée et non fonctionnelle, exemples : les mutations à codon Stop comme G542X, W1282X…
- Classe II : Altération des processus de maturation, de transport intracellulaire et de localisation membranaire, exemple : la mutation principale F508del,
- Classe III : Formation d'une protéine normalement localisée dans la membrane cellulaire, mais qui ne fonctionne pas comme canal chlorure (défaut d'ouverture), exemple : G551D,
- Classe IV : Diminution de la conductivité à l'ion chlorure, exemples : R117H, R347P…
- Classe V : Formation réduite et présence insuffisante au niveau de la membrane,
- Classe VI : Vitesse de dégradation accrue.

Clairement, les mutations appartenant aux classes I, II et III sont associées à une expression clinique classique (c'est-à-dire grave) de la mucoviscidose (CF causing mutations), tandis que les classes IV, V et VI correspondent à des formes d'expression moins graves de la maladie dites mineures ou atypiques. Cette répartition des diverses mutations en 6 classes implique donc qu'il faudra concevoir des thérapies différentes pour des génotypes différents, c'est-à-dire des traitements personnalisés, adaptés aux différents mécanismes cellulaires de biosynthèse des CFTR mutés ou absents.

Ces importantes avancées en génétique permettent en outre de se poser la question : de quand date la mucoviscidose ? L'adage qui évoque le malheur qui va s'abattre sur l'enfant dont le front a un goût salé permet de dire que la mucoviscidose était déjà présente dans la conscience populaire dès le début du 17e siècle. Cependant, son apparition est probablement beaucoup plus ancienne, et le recoupement entre les données de la génétique moléculaire et celles de l'histoire des populations et de leurs migrations permet d'apporter des éléments de réponse sous forme d'estimations. Pour cela, la question doit être formulée de façon plus précise : de quand date l'apparition de telle ou telle mutation du gène *CFTR* ? Bien entendu, la réponse à une même question pourra être plus ou moins différente d'une zone géographique à une autre, selon l'histoire de son peuplement.

En considérant les populations européennes dans leur ensemble, une étude [13] a estimé l'âge de la mutation principale F508del dans une fourchette de 3000 à 6000 ans, alors qu'une autre le situe beaucoup plus loin [14], (50 000 ans), de même que pour les mutations G542X et N1303K (34 000 ans).

Dans une étude plus récente, portant sur la population de l'ouest de la Bretagne [15], l'apparition de F508del remonterait à 3000 ans, alors que les mutations G551D et 1078delT, qui représentent respectivement 3,7 et 3,8 % des mutations dans cette population, ne seraient apparues que plus tard, vers la fin du premier millénaire, c'est-à-dire au cours de la période de transition entre l'âge de bronze et l'âge de fer.

3) Le dépistage néonatal de la mucoviscidose

À la fin des années 1970, le souhait maintes fois exprimé depuis une vingtaine d'années d'une prise en charge la plus précoce possible des enfants atteints de mucoviscidose n'est toujours pas réalisé et l'âge des malades au moment des premiers bilans et premiers soins reste soumis à celui d'un diagnostic clinique encore trop souvent tardif, malgré des signes d'alerte souvent mal interprétés ou négligés : c'est l'errance diagnostique qui provoque un grand désarroi et une véritable souffrance pour les familles concernées, générant souvent de longues périodes d'incertitude et d'incompréhension.

Au début des années 1960, le dépistage néonatal systématique va entrer dans l'histoire de la médecine de prévention. Il est basé sur l'analyse biologique d'échantillons de sang séché sur papier absorbant (Dried blood spot screening) et est développé, d'abord aux USA puis en Europe, sous l'impulsion du pionnier Robert Guthrie (1916-1995), pour le diagnostic et la prise en charge précoces des nouveau-nés atteints d'une maladie génétique rare : la phénylcétonurie (PCU). Les échantillons sanguins sont recueillis, le plus souvent au talon du nouveau-né, au cours de la première semaine de vie. La PCU est une maladie rare (un cas pour 15 000 naissances) qui, faute d'un traitement diététique, basé sur la restriction de l'apport en phénylalanine et instauré dès le plus jeune âge, entraîne une arriération mentale définitive. En 1974, le Canadien Jean Dussault (1941-2003) montre, dans la province du Québec, la possibilité du dépistage néonatal de masse de l'hypothyroïdie congénitale, principale cause hormonale de retard mental (un nouveau-né pour 3000 à 4000), par dosage de la thyroxine[1]. Le traitement de cette maladie réside cette fois dans l'administration de thyroxine par voie orale ; il est simple, peu coûteux et facile à contrôler. Les mêmes échantillons de sang séché, prélevés en maternité, peuvent être utilisés pour les tests de dépistages de la PCU et de l'hypothyroïdie congénitale qui sont réalisés dans des laboratoires centralisés où les échantillons de sang séché sur papier filtre arrivent chaque jour par la voie postale.

En France, une nouvelle organisation du dépistage néonatal est mise en place au printemps 1979, pour la recherche systématique de ces deux maladies, sous la responsabilité de l'Association française pour le Dépistage et la Prévention des Handicaps de l'Enfant (AFDPHE), alors présidée par le généticien Jean Frézal (1922-2007). Cette nouvelle organisation s'appuie sur un réseau de 22 centres régionaux de dépistage néonatal.

En mars de la même année, Jeanette Crossley (1949-2015), à Auckland (Nouvelle-Zélande), montre l'élévation de la trypsine[2] immunoréactive (IRT[3]) dans le sang des nouveau-nés atteints de mucoviscidose [16], ainsi que la possibilité de mesurer la concentration de cet ensemble complexe de molécules apparentées à la trypsine par analyse du sang séché sur papier filtre. Ces résultats innovants vont susciter dès le début de 1980 le lancement d'expériences locales de dépistage néonatal systématique de la mucoviscidose dans trois villes et leurs régions environnantes, en Australie (Sydney), Angleterre (Peterborough) et France (Caen). D'autres expériences les suivront au cours de la décennie, notamment dans le département du Finistère (Brest), en Italie (région de Vérone) et

[1] Hormone thyroïdienne.
[2] Enzyme protéolytique spécifique du pancréas.
[3] ImmunoReactive Trypsin.

dans les États américains du Colorado (Denver) puis du Wisconsin (Madison). Dès le 25 octobre 1980, le premier congrès international consacré à ce nouveau dépistage néonatal se tient à Caen, en présence de Jeanette Crossley qui y présente les premiers résultats du dépistage néonatal systématique de la mucoviscidose en Nouvelle-Zélande.

Les trois expériences pionnières parviennent dès 1981 à des conclusions très proches quant aux qualités, limites et stratégie optimale d'utilisation du dosage de l'IRT en vue du dépistage néonatal de la mucoviscidose [17 – 19]. La sensibilité[1] du test est bonne, puisqu'il est positif chez plus de 95 % des malades quel que soit le niveau de leur fonction pancréatique exocrine à la naissance. Par contre, sa spécificité[2] est insuffisante, malgré un chiffre proche de 99,5 % qui pourrait sembler flatteur. Cependant, si 0,5 % des nouveau-nés, soit un sur 200, ont un test positif, alors que l'incidence de la mucoviscidose n'est que de 1/4000 environ, force est de constater que parmi 20 nouveau-nés dont le taux d'IRT est considéré comme positif au cours de la première semaine de vie, un seul est réellement atteint de mucoviscidose, tandis que les 19 autres sont sains (faux positifs). Pour remédier à ce défaut de spécificité, les laboratoires de dépistage néonatal s'appuient alors sur un dosage de contrôle de l'IRT qui est réalisé sur un second prélèvement de sang séché, pratiqué à environ trois semaines de vie pour tous les nouveau-nés dont le taux initial est positif. Le résultat de ce second dosage permet alors assez facilement de distinguer les enfants vraiment atteints de mucoviscidose, dont la concentration d'IRT reste élevée à trois semaines de vie (hypertrypsinémie[3] persistante), des enfants sains qui ont, dans la plupart des cas, une concentration redevenue normale à cet âge (hypertrypsinémie transitoire). En cas d'hypertrypsinémie persistante, le diagnostic doit évidemment être confirmé par au moins deux tests de la sueur positifs.

Cette stratégie, dite « en deux temps », sera utilisée avec un certain succès pendant près de dix années et ses principaux résultats, jugés satisfaisants, sont présentés par plusieurs équipes lors d'un second congrès international tenu à Caen en septembre 1988, soit

---

[1] Pourcentage des nouveau-nés malades qui ont un test positif.
[2] Pourcentage des nouveau-nés sains qui ont un test négatif.
[3] Élévation de la concentration sanguine de la trypsine immunoréactive.

tout juste un an avant la découverte du gène *CFTR* et de sa mutation principale F508del, suivie rapidement par l'identification de nombreuses autres mutations.

Ces avancées de la génétique moléculaire de la mucoviscidose vont modifier considérablement et améliorer la stratégie du dépistage néonatal. Très vite, dès 1990, le second prélèvement sanguin pour contrôler le taux d'IRT à trois semaines de vie est remplacé par une recherche de la mutation F508del, voire par un panel des mutations les plus fréquemment rencontrées dans la population dépistée. L'avantage considérable de cette analyse génétique est qu'elle peut être réalisée directement sur l'échantillon de sang séché initial, donc sans nécessité d'un second prélèvement. À l'issue de l'analyse génétique, trois situations peuvent se présenter :

- Deux mutations, identiques (homozygote) ou différentes (hétérozygote composite), du gène *CFTR* sont identifiées et le dépistage devient alors quasiment un diagnostic direct de mucoviscidose sur tache de sang ;

- Une seule mutation est retrouvée et dans ces cas, il peut s'agir soit d'un nouveau-né hétérozygote sain, soit d'un nouveau-né atteint dont la seconde mutation ne figure pas dans le panel recherché. Seule la réalisation du test de la sueur peut alors permettre de trancher entre ces deux hypothèses. Si le nouveau-né se révèle être un hétérozygote sain, l'information et ses implications futures pour l'enfant sont données aux parents lors d'une consultation de conseil génétique ;

- Aucune mutation n'est identifiée, ce qui conduit alors à revenir au contrôle du taux de l'IRT à trois semaines de vie, à la recherche d'une hypertrypsinémie persistante. Ce contrôle est utilisé comme un « filet de sécurité » (safety net) pour identifier les malades peu nombreux qui sont porteurs de deux mutations rares, absentes du panel recherché. Cependant, pour limiter le nombre de ces contrôles, ils ne sont demandés que si l'hypertrypsinémie néonatale est particulièrement élevée.

À titre d'exemple, si le panel des mutations recherchées couvre 90 % des mutations de la population concernée, 81 % des nouveau-nés atteints de mucoviscidose ont deux mutations identifiées (diagnostic direct), 18 % ont une seule mutation (diagnostic confirmé si le test de la sueur est positif) et seulement 1 % n'en ont aucune qui puisse être identifiée (diagnostic confirmé à l'issue de tests de la sueur réalisés devant l'observation d'une trypsinémie très élevée et persistante).

En améliorant la spécificité du dépistage néonatal et en le simplifiant, la stratégie IRT + ADN se montre supérieure à la stratégie en deux temps IRT + IRT et elle est désormais la plus généralement répandue, mais présente plusieurs variantes qui portent notamment sur la nature et le nombre des mutations recherchées. Sur le plan de l'analyse génétique, plusieurs améliorations possibles sont en cours d'évaluation, dont le recours au séquençage à haut débit (NGS pour Next Generation Sequencing). Cette dernière stratégie est néanmoins associée à la découverte de nombreux variants du gène *CFTR* dont on ne connait pas bien le caractère pathogène. La quantité considérable de cas non classés peut poser alors un problème médical de prise en charge, mais également d'ordre éthique.

Depuis 1980, l'intérêt pour la mucoviscidose s'est progressivement développé au sein de plusieurs équipes pédiatriques hospitalières, notamment celles qui se trouvent dans les régions où le dépistage néonatal s'est implanté. Là, les pédiatres se trouvent confrontés à un défi, celui qui les amène désormais à prendre en charge un nourrisson atteint de mucoviscidose, mais qui est le plus souvent asymptomatique, afin de le préserver le plus longtemps possible des graves problèmes nutritionnels et des lésions pulmonaires irréversibles qui le menacent. Cette approche nouvelle, qui conduit à une réflexion sur une stratégie optimisée de prise en charge précoce, s'inscrit dans une démarche positive de prévention, là où auparavant il s'agissait trop souvent de s'occuper, sans beaucoup d'espoir de succès, d'un enfant atteint de mucoviscidose qui avait déjà franchi le point de non-retour.

Contre le scepticisme exprimé encore par une partie du corps médical, plutôt attirée vers la vieille attitude de résignation, sur les bénéfices d'une prise en charge précoce et intensive de la mucoviscidose, des études cliniques commencent alors à montrer le bénéfice apporté par le dépistage néonatal sur le plan de l'état nutritionnel. Mais aussi que cette amélioration de la croissance staturo-pondérale des patients dépistés à la naissance s'accompagne d'un ralentissement de la dégradation de leur fonction respiratoire.

Cependant, dans le contexte d'une époque marquée par l'exigence d'une « médecine par la preuve », le dépistage néonatal de la mucoviscidose peine toujours à démontrer son intérêt sur la base d'arguments purement biostatistiques, d'ailleurs quasiment impossibles à rassembler dans un laps de temps raisonnable.

En septembre 1998, soit neuf ans après la découverte du gène *CFTR*, se tient un troisième congrès international à Caen, au cours duquel sont présentés des résultats très convaincants sur l'efficacité des stratégies de dépistage IRT + ADN, et, avec un recul suffisant, sur les bénéfices cliniques apportés par la prise en charge médicale très précoce des patients atteints de mucoviscidose. L'américain Philip Farrell (Madison, Wisconsin) y formule ouvertement son argument de la « charge de la preuve » qui va renverser les rôles entre partisans et opposants du dépistage néonatal de la mucoviscidose ; il déclare : « The burden of proof is now on those who are against neonatal screening for cystic fibrosis » (La charge de la preuve repose désormais sur ceux qui sont contre le dépistage néonatal de la mucoviscidose).

Cette déclaration solennelle, appuyée par des essais cliniques randomisés aux résultats scientifiques convaincants, fut suivie d'un stupéfiant silence, total et définitif, de la part des opposants qui ouvrait enfin la voie à une généralisation du dépistage néonatal, au terme d'une lutte obstinée de ses partisans les plus convaincus qui aura duré près de vingt ans.

Peu après ce renversement du rapport de forces, la France va devenir le premier grand pays occidental à se doter d'un programme national de dépistage néonatal de la mucoviscidose qui allait ainsi venir s'ajouter à la courte liste des trois maladies qui, en 2000, faisaient déjà l'objet d'un dépistage systématique : phénylcétonurie (PCU), hypothyroïdie congénitale (HC) et hyperplasie congénitale des surrénales (HCS). La Caisse Nationale d'Assurance Maladie (CNAM) donna son accord de financement en décembre 2000 et le contenu détaillé du programme fut discuté au sein de l'AFDPHE au cours de l'année 2001. Le dépistage néonatal « officiel » de la mucoviscidose débute en janvier 2002 dans quatre régions, dont évidemment la Bretagne et la Normandie qui le pratiquaient déjà depuis de nombreuses années dans le cadre d'initiatives régionales ; la couverture complète du territoire national devient effective au début du second trimestre 2003. La stratégie retenue est du type IRT + ADN, avec, pour l'analyse génétique, un système qui permet la recherche simultanée d'un panel de 30 mutations (CF30), nombre qui sera ramené à 29 (CF29), à partir du 1er janvier 2015, avec la suppression de la mutation R117H, jugée, mais pas unanimement, plus gênante qu'utile. Ce panel de mutations génétiques a été choisi pour couvrir environ 85 % des mutations en France métropolitaine et d'outre-mer.

De façon très pertinente, la mise en place du dépistage néonatal en France s'accompagne de la reconnaissance d'une quarantaine de Centres de Ressources et de Compétences pour la Mucoviscidose (CRCM), centres pluridisciplinaires spécialisés, répartis sur l'ensemble du territoire national et dont les missions principales sont la confirmation du diagnostic, à l'issue d'un dépistage néonatal positif, notamment par le test de la sueur, l'évaluation clinique initiale, la surveillance étroite des patients et la mise en œuvre d'une stratégie optimale de soins adaptée à chaque malade, notamment à son profil de mutations du gène *CFTR*. Cette décision de mise en place des CRCM permet à la France de combler le retard qu'elle avait pris sur les autres grands pays occidentaux en matière de recours aux centres pluridisciplinaires spécialisés pour la mucoviscidose.

Le 1er octobre 2022, une manifestation a été organisée à Paris par l'association Vaincre la Mucoviscidose pour célébrer le 20e anniversaire du programme français de dépistage néonatal et de la création des CRCM.

Au niveau international, la généralisation du dépistage néonatal de la mucoviscidose, basé sur plusieurs variantes de la stratégie française, fait un effet de « boule de neige » au cours de la première décennie du 21e siècle. L'expérience accumulée devient considérable et justifie *a posteriori* la nécessité du diagnostic précoce fondé sur le dépistage néonatal.

Mais si le dépistage est désormais jugé nécessaire, il n'est pas pour autant suffisant car, s'il diffère dans le temps l'apparition des problèmes, il ne les fait pas disparaître à lui tout seul. La période qui suit sa mise en place devra donc être celle de la recherche d'outils thérapeutiques nouveaux.

Par ailleurs, le dépistage néonatal de la mucoviscidose, mis en place dans un contexte où il n'y avait pas vraiment encore de traitement curatif, mais où il s'est néanmoins révélé indispensable, servira probablement d'exemple pour beaucoup d'autres maladies rares. Cela permettra d'inscrire durablement l'extension du dépistage néonatal systématique dans l'histoire de la médecine de prévention.

Il est à noter que le développement et l'accélération de la recherche sur la mucoviscidose vont contribuer fortement à l'acquisition de nouvelles connaissances, dont profitent désormais de larges domaines de la biologie et de la médecine : physiopathologie cellulaire, génétique, environnement microbiologique, etc.

Chapitre 4
Les traitements symptomatiques et leurs limites

À défaut de s'attaquer à l'origine de la maladie, les progrès des traitements symptomatiques enregistrés au cours des 40 dernières années ont permis de retarder et de limiter ses diverses expressions cliniques sur les plans respiratoire et nutritionnel. Cela s'est traduit pour les malades par l'augmentation lente mais constante de leur espérance de vie, observée sur cette période.

Prise en charge de l'atteinte respiratoire

La kinésithérapie respiratoire, qui permet de lever l'encombrement des voies aériennes, doit être mise en place même lorsque le sujet a peu ou pas de symptômes. La technique de référence est l'accélération du flux expiratoire. D'autres techniques sont aussi préconisées comme le drainage autogène ou par oscillations. Sa fréquence varie selon le niveau de gravité de l'atteinte respiratoire.

Les séances de kinésithérapie sont réalisées en fonction de l'état clinique et une prise en charge régulière même chez l'enfant asymptomatique. L'analyse bactériologique de la flore bronchique fait partie du bilan systématique réalisé à chaque consultation.

Le drainage bronchique peut être facilité par la dornase alpha (DNAse recombinante humaine, Pulmozyme®), enzyme qui diminue de façon dose-dépendante la viscosité des sécrétions bronchiques, en clivant l'ADN des bactéries présentes dans le mucus. Ainsi, la dornase alpha améliore la clairance mucociliaire et l'évacuation du mucus par la toux et diminue le nombre de poussées de surinfection broncho-pulmonaire. Chaque prise le matin est suivie d'une séance de drainage respiratoire dans un délai d'au minimum 1 heure. Il est proposé de réaliser un test thérapeutique pendant les 3 premiers mois de traitement car plus des 2/3 des patients qui présentent une amélioration de plus de

10 % de leur VEMS[1] à 3 mois garderont ce bénéfice à 9 mois, alors que 85 % des patients avec aggravation à 3 mois ne seront pas améliorés.

Des agents osmotiques améliorent également la clairance mucociliaire en favorisant l'hydratation du mucus. Le sérum salé hypertonique (SSH) démontre une activité dose réponse de 3 à 12 %, mais nécessite un test préalable du fait de possible bronchoconstriction.

Parmi les autres traitements symptomatiques, les bronchodilatateurs sont à recommander lorsque les tests montrent un gain d'au moins 10 % du VEMS par rapport à la valeur de base. La corticothérapie inhalée est limitée à la présence d'un asthme. Les macrolides, comme le Zithromax®, peuvent permettre une réduction des exacerbations, mais leur efficacité est variable à l'échelon individuel et justifie un arrêt au bout de 6 mois en cas d'inefficacité. Le mécanisme d'action est encore mal compris, mais ne résulte pas d'un effet antibiotique.

Traitement anti-infectieux

Outre la viscosité des sécrétions bronchiques et l'enkystement des bactéries dans un biofilm, l'action des antibiotiques est limitée par la présence dans le mucus de facteurs d'inhibition propres, l'importante quantité de bactéries et des modifications du métabolisme des antibiotiques. Ceci entraîne le changement de modalités de prescription pour de nombreux antibiotiques, en particulier des doses beaucoup plus fortes.

La voie inhalée (administration par aérosols) permet l'obtention sélective et rapide de concentrations élevées au niveau des sécrétions bronchiques (10 à 80 fois supérieures à celles obtenues par voie veineuse) alors que la toxicité est faible du fait de la faible absorption. Toutefois, à l'inverse de la voie intraveineuse ou orale, la posologie effectivement délivrée peut être extrêmement variable d'un malade à l'autre, pour une même quantité utilisée. Les dispositifs modernes de nébulisations d'antibiotiques permettent une meilleure déposition pulmonaire sur un temps très bref.

---

[1] Volume Expiratoire Maximum par Seconde : mesure de la capacité respiratoire.

Trois antibiotiques sont couramment utilisés par voie inhalée : la tobramycine, la colimycine et Lysine d'Aztreonam. D'autres antibiotiques inhalés sont en développement comme la levofloxacine, la ciprofloxacine, la vancomycine et l'amikacine. Pour les traitements par voie générale, les molécules prescrites visent une pénétration dans les sécrétions bronchiques.

Pour *S. aureus,* rencontré très précocement, un traitement « au coup par coup » en fonction des poussées de bronchite est la règle. Un traitement antibiotique précoce et agressif est recommandé dès le premier isolement de *P. aeruginosa,* même si l'enfant est asymptomatique. Pendant cette période de colonisation intermittente, les souches sont dites « non mucoïdes » et sensibles aux antibiotiques. Une antibiothérapie bien conduite peut alors permettre l'éradication du germe et retarder ainsi le passage à l'infection chronique. Elle est basée sur les nébulisations d'antibiotiques. Faute d'études bien menées avec la colimycine, la plupart des équipes préfèrent utiliser la tobramycine inhalée pendant un mois qui a fait ses preuves dans le cadre d'études randomisées. L'indication de l'association à la ciprofloxacine, la durée du traitement, tant pour la quinolone (15 jours à 1 mois) que l'antibiothérapie inhalée (1 à 3 mois, de façon continue ou séquentielle) n'est pas tranchée, faute d'études bien conduites. En cas d'échec, on peut proposer une cure intraveineuse car *P. aeruginosa* est essentiellement sensible aux antibiotiques administrés par cette voie. Une étude actuellement en cours au Royaume-Uni vise à comparer l'association colimycine et ciprofloxacine à l'antibiothérapie intraveineuse.

La colonisation chronique à *P. aeruginosa* est définie par sa présence pendant 6 mois sur trois ECBC[1] successifs (à au moins un mois d'intervalle). Le traitement antibiotique vise alors simplement un retour à l'état de base lors des exacerbations respiratoires afin de freiner le processus de destruction, et permettre au patient de retrouver une vie normale. En aucun cas, on ne vise cette fois l'éradication des germes dont on ne peut plus espérer que la réduction. De fait, une amélioration clinique peut même survenir malgré l'absence de diminution. Ceci laisse supposer que les poussées infectieuses peuvent être contrôlées sans l'aide des antibiotiques

[1] Examen CytoBactériologique des Crachats.

mais que ceux-ci, en s'attaquant à la composante infectieuse, renforcent l'efficacité des autres mesures thérapeutiques. Ceci incite également à penser que *P. aeruginosa* n'est pas forcément le seul pathogène en cause dans les poussées d'exacerbation. Au long cours, la pose d'un matériel de perfusion de type chambre implantable est alors souvent nécessaire. L'hospitalisation à domicile peut relayer l'hospitalisation traditionnelle afin de ne pas couper le malade de son milieu familial, scolaire ou professionnel.

La durée du traitement intraveineux reste empirique, en général 14 jours, mais chez les malades les plus sévères, un traitement plus prolongé peut être proposé. En cas de prescription d'aminosides (tobramycine, amikacine), les taux sanguins doivent être surveillés en début de cure.

Entre les cures intraveineuses, l'antibiothérapie inhalée quotidienne permet une diminution des exacerbations et un ralentissement de la dégradation respiratoire. Ceci a été bien démontré pour la tobramycine où la règle d'administration un mois sur 2 démontre un bénéfice sur la fonction respiratoire, la qualité de vie, la réduction d'exacerbations durant le mois sous tobramycine.

L'utilisation au long cours des antibiotiques favorise des résistances croisées et une colonisation chronique à *Aspergillus fumigatus* lors du traitement chronique par aérosols d'antibiotiques. Enfin il convient d'être vigilant sur d'éventuelles conséquences au niveau de la fonction rénale et de l'audition.

La prise en charge de l'insuffisance respiratoire chronique est basée sur l'oxygénothérapie de longue durée et la ventilation non invasive au masque nasal.

PRISE EN CHARGE NUTRITIONNELLE

La prise en charge diététique doit être adaptée à chaque patient et à chaque situation nouvelle. Des consultations régulières avec un médecin avec de bonnes connaissances en nutrition et une diététicienne sont très importantes. L'alimentation doit être libre, adaptée aux goûts de l'enfant, hypercalorique et normolipidique. Les besoins énergétiques sont estimés à 120-150 % des apports recommandés chez l'enfant sain. Les protéines doivent représenter 10 à 15 % de ces besoins, les graisses 35 à 45 % (en majorant l'apport en graisses végétales riches en acides gras polyinsaturés) et les glucides 45 à 55 %. L'alimentation du nouveau-né et du jeune enfant peut se faire par allaitement maternel. Toutefois, l'apport protidique et sodé du lait maternel est insuffisant et il faut apporter une ration sodée supplémentaire souvent grâce à une tétée supplémentaire que l'on peut enrichir en dextrine maltose, en farine sans gluten voire en huile de maïs ou de tournesol. Au moment de l'adolescence, les besoins nutritionnels sont accrus. Il convient d'ajouter des collations pour permettre une croissance optimale. Toute situation d'infection et l'insuffisance respiratoire imposent une majoration des apports de l'ordre de 150 % des recommandations.

Les extraits pancréatiques, destinés à corriger l'insuffisance pancréatique exocrine, se présentent sous forme de microsphérules ou de microgranules avec un enrobage gastro-résistant dont le délitement s'effectue à des pH supérieurs à 5,5 ou 6, empêchant leur dégradation dans l'estomac, à condition qu'ils ne soient pas croqués. En l'absence d'études dose-efficacité, la prescription a un caractère assez empirique.

Pour de très fortes doses, il existe un risque de colopathie fibrosante, liée à l'accumulation de ces microgranules délivrant *in situ* de très fortes doses de lipase et de trypsine.

Pour tous les patients ayant une insuffisance pancréatique exocrine, il est nécessaire d'instaurer une supplémentation en vitamines liposolubles A, D, E et K, qui doivent être administrées avec les extraits pancréatiques.

Une supplémentation en sodium est indispensable lors des périodes chaudes et pour le nourrisson à alimentation lactée exclusive.

Une supplémentation orale doit être discutée (et largement utilisée) en cas de dénutrition débutante ou de besoins accrus, si on doute de la capacité du sujet à augmenter suffisamment ses apports.

Lorsqu'il y a défaillance nutritionnelle, on peut proposer une alimentation dite entérale qui se fait principalement par gastrostomie[1] posée par voie endoscopique ou radiologique. Ceci se traduit par une reprise du poids associée à l'amélioration de la composition

[1] Administration directe de nutriments dans l'estomac à l'aide d'une sonde d'alimentation.

corporelle, avec notamment facilitation de la kinésithérapie respiratoire. Dans quelques cas, à condition de ne pas se trouver dans une situation respiratoire trop évoluée, on observe un gain significatif des paramètres respiratoires, la diminution du nombre de surinfections bronchiques, ou, au moins, la stabilisation des fonctions respiratoires.

En cas d'atteinte du foie, on sature la bile avec l'acide ursodéoxycholique, un composant de la bile, présent en faible concentration à l'état normal. À dose thérapeutique, il a un effet de protection et une diminution de la viscosité de la bile. Il n'y a pas de preuve évidente que ce traitement débuté précocement pourrait prévenir l'apparition de la cirrhose

En cas de diabète, la mise sous insuline est souvent suivie d'une nette amélioration de l'état nutritionnel.

PARTICULARITÉS DE LA PRISE EN CHARGE DU NOURRISSON

Les nourrissons atteints de mucoviscidose doivent bénéficier d'une prise en charge dans un CRCM. Le calendrier de suivi clinique au CRCM repose sur une fréquence minimale d'une fois par mois les 6 premiers mois, tous les 2 mois jusqu'à un an, puis tous les 3 mois. La réalisation d'un test de la sueur pour tous les membres de la fratrie est justifiée, même s'ils sont asymptomatiques. La réalisation d'un test génétique à la recherche des mutations du gène *CFTR* chez les mineurs asymptomatiques est contraire à la loi.

L'état nutritionnel à 2 ans est un facteur pronostique majeur de l'atteinte respiratoire à 6 ans. En particulier, un rattrapage précoce du Z-score du poids de naissance au cours des 2 premières années de vie est associé à un meilleur état respiratoire et des performances cognitives supérieures à l'âge de 6 ans, indépendamment de l'infection bronchique. Assurer un état nutritionnel optimal le plus précocement possible est donc un objectif majeur et encore non atteint de la prise en charge du nourrisson dépisté. L'objectif initial est un rattrapage du percentile du poids de naissance à 6 mois. Le percentile de la taille cible, doit être atteint à 2 ans, avec en corollaire, un poids idéal pour la taille. Le dosage d'élastase[1] doit être réalisé au diagnostic et, en cas de taux normal, contrôlé à 6 mois, 12 mois et 2 ans, ainsi qu'en cas de signe évocateur d'insuffisance pancréatique exocrine. L'apport sodé doit être adapté en fonction de la natriurèse[2]. En pratique, la supplémentation minimale est de l'ordre de 2 mmol/kg/j, ce qui conduit à un apport total, en incluant l'apport sodé de l'alimentation, de l'ordre de 5 mmol/kg/j. On peut s'aider des solutions de réhydratation orale à proposer en petites quantités durant la journée. Cette supplémentation sera augmentée en cas de forte chaleur et dans toutes les circonstances qui favorisent la perte de sel (diarrhée, vomissement, fièvre, iléostomie…).

Un traitement par extraits pancréatiques gastro-protégés doit être initié chez tous les nourrissons présentant une insuffisance pancréatique exocrine.

[1] Enzyme protéolytique produite par le pancréas.
[2] Concentration urinaire du sodium.

Chapitre 5
La transplantation pulmonaire

Ce chapitre a été co-écrit avec Marc Stern, ancien Directeur du Centre de transplantation de l'Hôpital Foch à Suresnes, et Pierre Lemarchal, président-fondateur de l'association Grégory Lemarchal.

Une histoire de la transplantation d'organes, rédigée par le Docteur Xavier Riaud, figure, avec son autorisation, en annexe 3.

ÉPIDÉMIOLOGIE

Jusqu'à très récemment, la mucoviscidose était l'une des principales indications de transplantation pulmonaire (TP). Mais, grâce aux progrès de la prise en charge depuis le dépistage néonatal, au suivi et aux traitements spécifiques, l'âge médian des patients au moment de la TP a augmenté, passant de 18 ans au début des années 1990 à 30 ans actuellement, avec en parallèle une diminution des transplantations pédiatriques. Désormais, l'avènement des nouvelles thérapies bouleverse la prise en charge, et même les patients très sévères/insuffisants respiratoires s'améliorent de façon très significative sous ces traitements, et un certain nombre sont ainsi retirés de la liste d'attente de transplantation. De fait, depuis 2019, le nombre de TP baisse de façon très significative en France : 87 greffes pulmonaires pour mucoviscidose en 2019, 44 en 2020, 17 en 2021 et 15 en 2022, selon l'édition 2022 du Registre français de la mucoviscidose.

La TP a clairement permis une amélioration du pronostic des patients puisque la médiane de survie post-transplantation pour mucoviscidose atteint aujourd'hui 82 % à 1 an, 63 % à 5 ans et 52 % à 10 ans. Ces résultats sont à mettre sur le compte de patients transplantés très marqués par une charge thérapeutique croissante avant la greffe. Pour ces patients, la charge due au traitement médical post-greffe est souvent jugée moins lourde, l'éducation thérapeutique par les soignants est plus aisée, et les contraintes inhérentes au traitement mieux acceptées.

Alors que la toute première transplantation pulmonaire a été effectuée dès 1963, soit 4 ans avant la greffe cardiaque par Christiaan Barnard (1922-2001), les premières transplantations pour mucoviscidose, initialement cardio-pulmonaires, ont été réalisées en Angleterre en 1985. Mais le développement simultané des transplantations cardiaques a rapidement limité les opportunités de greffe cœur-poumons. Les équipes chirurgicales ont alors développé la TP bilatérale dont la technique est passée d'une transplantation bipulmonaire dite « en bloc » (les 2 poumons en même temps) à la TP bilatérale séquentielle, la référence depuis 1989. La demande croissante de greffons pulmonaires a induit une évolution des techniques chirurgicales avec la possibilité de greffe lobaire.

Le système d'allocation des organes prélevés sur les donneurs décédés de mort encéphalique est assuré et régulé par l'Agence de la Biomédecine. Il vise à respecter les principes d'équité et l'éthique médicale tout en tenant compte de l'urgence de la greffe et de la difficulté pour certains receveurs d'accéder à un greffon (enfants, greffe multi-organes).

L'introduction en 2007 en France d'une liste dite de Super-Urgence nationale a contribué à raccourcir le délai d'attente des patients les plus graves et surtout à réduire le nombre de décès sur liste d'attente. La technique de perfusion *ex vivo* des greffons qui permet d'objectiver la qualité du greffon et d'utiliser des poumons qui auraient été refusés, l'accès à des donneurs décédés après un arrêt cardiaque (classe III de la classification de Maastricht), dont les résultats post-greffe sont comparables aux greffes réalisées à partir de donneurs décédés de mort encéphalique et, plus globalement, la sensibilisation au don d'organes ont permis d'augmenter le pool des poumons prélevés en France et de diminuer les délais d'attente.

En 2020, dix centres de TP pour mucoviscidose sont autorisés en France par l'Agence de la Biomédecine :

- Trois centres en Île-de-France : hôpital Bichat à Paris, hôpital Foch à Suresnes, Centre pédiatrique de l'hôpital Necker-Enfants malade (ouvert en 2020).

- Un centre dans l'Est : Hôpital civil à Strasbourg
- Un centre dans le Sud-Est : Hôpital Louis Pradel à Lyon
- Deux centres dans le Sud : Centre adulte de l'hôpital Nord et Centre pédiatrique de l'hôpital de la Timone à Marseille
- Deux centres dans le Sud-Ouest : Hôpital Larrey à Toulouse, Hôpital Haut-Lévêque à Pessac
- Un centre dans l'Ouest : Hôpital Laennec à Nantes

Ils assurent une couverture satisfaisante de l'hexagone, tout point de la métropole se situant à moins de 300 km d'un centre. Ce n'est évidemment pas le cas des patients des territoires d'outre-mer qui doivent s'installer en Métropole pour bénéficier du programme de transplantation.

INDICATIONS ET CONTRE-INDICATIONS D'UNE TP

La TP vise à améliorer la survie chez un patient atteint d'insuffisance respiratoire chronique et sans aucune autre perspective thérapeutique, quand le risque de décès est estimé à plus de 50 % à 2 ans et si l'absence d'atteintes d'autres organes permet d'envisager une bonne probabilité de survie à 5 ans. Cela suppose d'intervenir au bon moment de l'histoire de l'insuffisance respiratoire, ni trop tôt, ni trop tard. La décision d'engager le patient dans le processus doit être prise en équipe.

Plus que des critères fixes, c'est l'évolutivité de l'atteinte respiratoire et la qualité de vie du patient qui posent les indications. Bien que le VEMS ne soit pas un marqueur idéal pour évaluer la sévérité de la maladie, la discussion doit être abordée pour les patients présentant un VEMS < 40 % de la théorie, surtout si celui-ci se dégrade de plus de 10 % dans l'année. La réponse à l'effort modéré comme le test de marche de 6 minutes est également un critère essentiel. Mais ils doivent être combinés à d'autres paramètres comme l'hypoxie[1], une hypercapnie[2] ; mais aussi l'altération de la qualité de vie par un traitement devenu très lourd à supporter. Pour les patients pédiatriques qui se dégradent vite, les recommandations

---

[1] Baisse de la concentration en oxygène dans le sang.

[2] Taux de CO_2 trop élevé.

sont plus drastiques : systématiquement si VEMS < 40 % et si VEMS < 50 % de la théorie avec marqueurs d'aggravation de la sévérité de la maladie ou déclin rapide du VEMS. Il est important d'anticiper pour éviter de transplanter en urgence des patients non préparés. Ceci permet le contact du patient avec le centre de TP afin qu'il soit informé, que le bilan soit réalisé et que certains facteurs péjoratifs pour l'après-greffe puissent être corrigés au mieux.

Par contre, il ne faut pas transplanter les patients ayant un risque majeur de décéder à court terme, ni ceux avec des pathologies malignes évolutives, des infections aiguës ou chroniques non contrôlées.

Des addictions persistantes (tabagisme actif, alcoolisme, consommation active de cannabis, etc.), des pathologies psychiatriques non contrôlées et plus globalement de forts doutes sur l'adhésion ultérieure aux soins sont également des contre-indications.

D'autres atteintes d'organes (rein, foie) ou métaboliques (diabète compliqué) d'autant plus fréquentes que l'âge avance, l'anticipation de conditions chirurgicales complexes font longuement peser aux équipes le pour et le contre. D'autres situations cliniques comme une dénutrition sévère, un diabète décompensé doivent être réglées avant la TP. La colonisation des voies aériennes par des bactéries multi-résistantes est responsable d'une mortalité accrue, en particulier dans la période postopératoire. Mais l'efficacité des nouveaux traitements antibiotiques ne permet plus de les considérer comme une contre-indication. Une atteinte hépatique sévère nécessite parfois la réalisation d'une TP avec greffe de foie combinée.

Avant, pendant et après la greffe

Le patient doit progressivement s'approprier le projet pour en être l'acteur principal. Le projet qui doit relancer la vie et s'imposer positivement est utilisé comme levier pour divers objectifs thérapeutiques assez lourds et contraignants, mais parfois indispensables avant la greffe (oxygénothérapie, ventilation non invasive, renutrition, prévention/traitement de l'ostéoporose, vaccinations, surveillance immunologique et virologique, préparation psychologique…). Ce temps est utile pour créer du lien entre le patient et l'équipe de TP.

Pour anticiper, il faut vérifier la bonne couverture vaccinale et si besoin vacciner à nouveau, car la réponse vaccinale devient moindre et imprévisible sous immunosuppresseurs. Le principe de précaution amène à réaliser un prélèvement de spermatozoïdes pour conservation, même en l'absence d'un projet immédiat de paternité car les traitements immunosuppresseurs pourraient être à l'origine d'une baisse de leur qualité et de risques génétiques.

La présence de bactéries dans les voies aériennes après greffe a été associée à un risque accru de dégradation respiratoire par dysfonction chronique du greffon pulmonaire. Dans la mesure où les patients se recolonisent à partir de la sphère ORL, on doit évaluer la flore des voies aériennes supérieures par des prélèvements de sinus en pré-greffe. En effet les sinus peuvent être un réservoir de pathogènes bactériens, avec un risque important de colonisation de l'ensemble des voies aériennes. L'indication éventuelle de chirurgie des sinus en post-transplantation pourra ainsi être discutée.

Enfin, si le patient présente une décompensation respiratoire mettant en jeu le pronostic vital, l'utilisation de la circulation extra-corporelle en circuit fermé avec oxygénateur à membrane, permet aux patients les plus sévères qui devraient être intubés d'attendre « en pont » la transplantation.

En France, le don d'organe est anonyme. La politique de l'Agence de la Biomédecine est de proposer le plus d'organes possibles, mais la décision d'acceptation est de la responsabilité des équipes médico-chirurgicales. Les contraintes liées au groupe sanguin, à la taille des poumons, aux anticorps anti HLA sur le receveur, à l'âge limite acceptable du donneur, à la qualité du greffon sont autant de facteurs qui sont examinés scrupuleusement.

Évaluer au mieux l'appariement de taille est indispensable. Une taille excessive peut faire courir le risque d'impossibilité de fermeture du thorax ou de nécrose par compression. Sous-estimée, la taille peut être responsable de difficultés postopératoires, de défaillance primaire du greffon, d'hospitalisation prolongée. Chez les patients de petite taille (<155 cm), en particulier l'enfant et l'adolescent, la conséquence peut être, malgré la priorité pédiatrique, un allongement de la durée d'attente d'un donneur compatible.

Outre le groupe sanguin, la compatibilité du système HLA (Human Leukocyte Antigen) est indispensable. Ce système a été découvert en 1958 par le français Jean Dausset (1916-2009), lauréat du Prix Nobel de Médecine ou Physiologie en 1980. Ainsi, chaque individu est porteur d'un groupe d'antigènes (Ag) de surface des cellules et des tissus dits du complexe majeur d'histocompatibilité (CMH ou HLA). La combinaison des molécules HLA à la surface des cellules d'un individu constitue un identifiant unique. L'immunisation contre certains Ag HLA, c'est-à-dire l'apparition d'anticorps anti HLA dans le sang survient en cas de contact avec des Ag HLA étrangers (non reconnus comme soi) à l'occasion d'événements immunisants identifiés (grossesse, transfusion sanguine, antécédent de transplantation) ou non identifiés. Il est donc fondamental de rechercher ces anticorps (Ac) anti HLA préformés avant la greffe. La transplantation pulmonaire implante un greffon, porteur de nombreux antigènes, chez un receveur dont le système immunitaire est programmé naturellement pour reconnaître ce greffon comme ne lui appartenant pas. Les antigènes du système HLA sont les principaux antigènes impliqués dans le rejet de greffe d'organe solide. Des mesures de « désimmunisation » sont parfois nécessaires, si l'Ag en cause est très fréquent, en préopératoire immédiat et/ou en post opératoire de façon plus ou moins prolongée. Par principe au moment de la proposition, on vérifie toujours la compatibilité du typage HLA du donneur et les Ac anti HLA du receveur, et on complète le jour de la greffe, en mettant en contact les lymphocytes B et T obtenus à partir d'un ganglion du donneur et le sérum du receveur. En cas de positivité (résultat plusieurs heures après la greffe) il est urgent d'adapter le traitement en post-opératoire précoce.

Chez le donneur, le prélèvement consiste à arrêter le cœur, puis perfuser un soluté de refroidissement dans l'artère pulmonaire, pour maintenir l'organe en survie le plus longtemps possible (environ 6 heures). Le prélèvement monobloc des 2 poumons permet leur gonflement.

Chez le receveur, la greffe bipulmonaire séquentielle comprend l'ablation des poumons et l'implantation des greffons, d'un côté puis de l'autre. L'implantation du greffon consiste à suturer les 2 bronches souches, l'oreillette gauche, et l'artère pulmonaire. Après déclampage de l'artère pulmonaire, le greffon est remis en circulation et la même procédure est réalisée de l'autre côté.

Dans les premières heures post-transplantation, lorsque l'état du patient est stable, sans problème hémorragique, il peut regagner le secteur de réanimation. Si l'intervention s'est bien déroulée, le patient est réveillé et parfois déjà extubé de retour du bloc opératoire. Après l'extubation, le patient bénéficie de kinésithérapie respiratoire et rapidement la mobilisation avec les kinésithérapeutes, d'abord au bord du lit puis la mise au fauteuil. Les drains pleuraux, source d'inconfort, sont retirés au lit dès lors qu'ils ne sont plus productifs.

Les complications dans les jours post-opératoires peuvent être des hémorragies nécessitant parfois une reprise chirurgicale et une dysfonction primaire du greffon (DPG), complication relativement fréquente (10 à 25 % des cas), avec parfois un syndrome de détresse respiratoire aiguë. D'autres complications comme l'insuffisance rénale aiguë, un diabète induit, une hypertension artérielle peuvent survenir. Des troubles digestifs, liés au traitement immunosuppresseur peuvent perturber la reprise de l'alimentation.

Les infections sont particulièrement fréquentes après transplantation pulmonaire, favorisées par l'intensité de l'immunodépression et d'éventuels germes présents dans le poumon du donneur. Les patients transplantés pulmonaires sont particulièrement sujets aux pneumonies. En effet le greffon pulmonaire est dénervé, et donc la clairance mucociliaire et le réflexe de toux sont diminués. L'exploration bactériologique est primordiale et permet de guider le traitement antibiotique.

Les rejets aigus cellulaires sont fréquents (20 à 30 % au cours du premier mois) et associés au risque de développement d'un syndrome de bronchiolite oblitérante. Ils peuvent être gravissimes, mais également être très silencieux ce qui incite au dépistage par des biopsies pulmonaires systématiques en réanimation en post-greffe. Leur diagnostic doit être évoqué devant toute symptomatologie respiratoire et/ou générale et toute image pulmonaire anormale. Le traitement, bien codifié, consiste en l'administration de corticoïdes. Le rejet humoral correspond à la présence d'anticorps dirigés contre le donneur.

GÉRER UNE NOUVELLE MALADIE

Le phénomène de rejet est un risque inhérent à la transplantation. Sa survenue est prévenue par un traitement immunosuppresseur, pris quotidiennement et à vie, qui associe un anticalcineurine (exemple : Ciclosporine), un antimétabolite (exemple : mycophénolatemofétil) qui touche les lymphocytes B et le plus souvent de faibles doses de corticoïdes. L'immunosuppression expose à des infections plus fréquentes, plus graves et pour certaines spécifiques (infections opportunistes) ; un risque accru de cancers (cutanés en particulier) et de lymphoprolifération ainsi que des complications métaboliques comme le diabète ou l'hypertension artérielle.

En post greffe, la vaccination antigrippale annuelle est indispensable. Pour stopper un rejet, la 1re ligne de traitement est l'administration de fortes doses de corticoïdes par voie intraveineuse 3 jours de suite. Si un rejet cellulaire est résistant aux corticoïdes ou récidive précocement, d'autres stratégies peuvent être proposées visant à cibler les lymphocytes T. Si un rejet a une composante humorale, on pourra considérer une combinaison de traitements associant la déplétion des anticorps spécifiques du greffon, une antagonisation de leurs effets dans le greffon (Immunoglobulines intra veineuses), et une diminution de leur production.

Si le rejet peut être stoppé par l'intensification du traitement immunosuppresseur, il peut laisser des « cicatrices » amputant définitivement la fonctionnalité du greffon. Le dysfonctionnement chronique du greffon (CLAD : Chronic Lung Allograft Dysfunction), se définit par une perte de fonction irréversible (VEMS<80 % du meilleur VEMS depuis la greffe).

Une fois le CLAD installé (environ 50 % des patients à 5 ans), le traitement vise à stopper la dégradation de la fonction respiratoire le plus longtemps. Ceci repose sur l'intensification de l'immunosuppression et l'Azithromycine du fait de ses vertus immunomodulatrices.

Le traitement immunosuppresseur favorise les syndromes lymphoprolifératifs et les cancers d'organe solide et cutanés. Cette complication concerne 3 à 9 % des patients greffés pulmonaires et arrive le plus souvent pendant la première année post-transplantation. Le syndrome lymphoprolifératif est le plus souvent lié au virus Epstein Barr (EBV) et le risque de sa survenue est très nettement majoré chez les receveurs EBV négatifs avant la greffe ayant reçu un organe d'un donneur EBV positif. Ce virus, inoffensif chez le sujet immunocompétent, se réplique dans les lymphocytes et favorise le risque de prolifération lymphoïde maligne. Il nécessite une surveillance rapprochée en post-greffe et une grande réactivité en cas d'anomalie clinique ou radiologique. Le traitement associe une diminution de l'immunosuppression combinée à l'utilisation de traitements spécifiques.

La survenue de cancer est plus tardive. Le principal organe touché est la peau. Grâce au suivi dermatologique annuel et à la sensibilisation des patients aux mesures de protection solaire les lésions découvertes sont le plus souvent localisées et peuvent bénéficier d'une exérèse complète. Les cancers dits « solides », principalement pulmonaires et digestifs nécessitent une surveillance régulière car ils affectent la mortalité à long terme des patients greffés.

Le risque infectieux reste l'une des premières causes de mortalité dans la première année post-transplantation chez ces patients présentant une colonisation chronique des voies aériennes, par laquelle ils recolonisent le greffon. C'est pour cette raison que la présence pré-greffe de germes multi-résistants tels que *Mycobacterium abscessus*, *Burkholderia cenocepacia*... peuvent constituer une contre-indication.

Les infections virales arrivent en deuxième position. Avant tout il s'agit du Cytomégalovirus (CMV) (30 à plus de 80 % selon les études). L'atteinte est le plus souvent respiratoire mais d'autres organes, notamment digestifs, peuvent être atteints. La surveillance est étroite et fréquente avec une recherche du CMV, par PCR dans le sang et le LBA[1]. Le facteur de risque le plus important pour le développement d'une maladie à CMV est le statut sérologique donneur positif/receveur négatif. Un traitement prophylactique est alors instauré si les PCR CMV sanguines augmentent, sans attendre l'apparition de signes cliniques. Ce traitement diminue souvent le taux des globules blancs et peut être toxique pour le rein, ce qui peut rendre la prise en charge difficile.

Les infections fongiques, en particulier *Aspergillus fumigatus* sont très fréquentes. Les aspergilloses bronchiques sont des infections invasives. L'infection à *Scedosporium* induit un risque de rejet aigu cellulaire et de dysfonction chronique du greffon. C'est la raison du traitement antifongique préventif prolongé en post-greffe.

Enfin, la pneumocystose[2] est devenue exceptionnelle depuis la prévention systématique, dès la période post-opératoire, par Bactrim.

Si la TP ne peut pas se compliquer d'une récidive sur les poumons greffés, la mucoviscidose, maladie systémique, n'en reste pas moins présente sur tous les autres organes cibles. Elle peut être source de complications : ORL, intestinales, hépato-biliaires…, mais celles-ci se cumulent aux complications propres de la TP telles que le diabète insulino-nécessitant, l'insuffisance rénale, l'ostéoporose.

Le transplanté pulmonaire présente de nombreux facteurs de risques d'athérogenèse[3] tels que la dyslipidémie, induite par le traitement immunosuppresseur, le diabète, et l'hypertension artérielle (HTA). L'athérogenèse expose à des microangiopathies[4] et des macroangiopathies[5]. De fait, les complications cardiovasculaires sont fréquentes après la transplantation, représentant 6 % des décès

[1] Liquide de lavage broncho-alvéolaire
[2] Pneumopathie due à un parasite
[3] Dépôt de plaques d'athérome dans les vaisseaux sanguins
[4] Atteinte des petits vaisseaux de l'œil ou du rein
[5] Atteinte des gros vaisseaux, artères coronaires, carotidiennes et des membres inférieurs

à 5 ans et leur fréquence augmente avec la survie des patients. Le régime pauvre en cholestérol peut être associé avec une très grande prudence à des hypolipémiants en évitant au maximum les statines.

L'hypertension artérielle, un des facteurs de risque de l'athérogenèse, est observée avec une fréquence de 70 % après TP. Elle est clairement favorisée par les anticalcineurines qui induisent des lésions rénales. L'HTA est source de nombreuses complications et nécessite une prise en charge, basée sur un régime relativement désodé, adapté à la mucoviscidose, et des antihypertenseurs.

L'apparition d'un diabète en post-TP est très fréquente surtout si le patient présentait une intolérance glucidique avant la greffe. Les immunosuppresseurs provoquent une toxicité au niveau des cellules de Langerhans qui produisent l'insuline. Le diabète est associé à une mortalité accrue et engendre des complications à court et long terme comme l'atteinte rénale et un dysfonctionnement du greffon. Le traitement est l'insulinothérapie, parfois en post-greffe immédiat, du fait des fortes posologies de corticoïdes. Une greffe d'îlot pancréatique est parfois envisagée en même temps que la greffe pulmonaire.

L'insuffisance rénale aiguë est fréquente en post-opératoire favorisée par des problèmes de contrôle de tension péri-opératoire, une infection sévère, un surdosage en anticalcineurine et l'utilisation de médicaments toxiques pour le rein. L'évolution est variable et peut parfois déboucher sur **l'insuffisance rénale chronique.** La fonction rénale se dégraderait plus vite chez les patients atteints de mucoviscidose que chez les autres transplantés pulmonaires, peut-être du fait de l'utilisation d'aminosides avant la greffe. Les inhibiteurs de la calcineurine, clé de voute du traitement immunosuppresseur, sont néphrotoxiques. **L'ostéoporose et l'ostéopénie** sont souvent présentes avant la greffe chez le patient en insuffisance respiratoire sévère, mais les patients sont rarement symptomatiques alors qu'ils le deviennent après la greffe, avec un risque de fracture important, notamment des vertèbres et des côtes, ainsi que l'ostéonécrose de la tête fémorale et/ou du genou. La perte osseuse est surtout présente dans les 6 à 12 premiers mois de la greffe du fait des fortes doses de corticoïdes qui stimulent la destruction osseuse et inhibent sa formation. Les anticalcineurines induisent également une résorption osseuse. La prévention consiste en une activité physique régulière. En cas d'ostéoporose, même asymptomatique, on prescrit des biphosphonates. La substitution hormonale chez les femmes ménopausées doit être poursuivie et la prescription de testostérone chez les hommes peut être envisagée s'il existe un hypogonadisme.

En conclusion, la transplantation pulmonaire est une nouvelle naissance pour des patients condamnés à un décès à court terme. Malgré la révolution des modulateurs de CFTR, elle reste nécessaire chez des patients dont les génotypes les rendent non accessibles à Kaftrio®. Cette nouvelle maladie crée de nouveaux enjeux thérapeutiques pour les patients et les médecins. Elle reste malheureusement une des greffes d'organes avec une durée de survie encore limitée. Il est probable que les nouvelles stratégies immunosuppressives vont enfin pour ces patients aussi transformer radicalement leur pronostic.

Quand tout a été tenté, la greffe pulmonaire reste comme l'ultime recours. Selon l'édition 2022 du Registre français de la mucoviscidose (www.registredelamuco.org), plus de 1850 patients ont été greffés depuis 1992. Mais, malheureusement, ce même registre ne recense que 915 patients vus dans l'année, dont la moyenne d'âge est de 38,8 ans.

Il est intéressant de constater que l'âge médian au moment du diagnostic des patients transplantés est de 5,2 mois, contre 1,7 mois pour l'ensemble des patients. Cette observation constitue évidemment un argument supplémentaire en faveur de la recherche d'un diagnostic le plus précoce possible.

Chapitre 6

Corriger le défaut primaire : une victoire historique

LES LIMITES DES TRAITEMENTS CONVENTIONNELS

L'adoption rapide du dépistage néonatal systématique dans de très nombreux pays développés (Union européenne, Amérique du Nord), à partir du début du 21e siècle, permet enfin de répondre positivement au souci du diagnostic et de la prise en charge précoces pour l'immense majorité des nouveau-nés atteints de mucoviscidose. Mais le développement du dépistage néonatal, considéré dorénavant comme une nécessité incontournable, pose en même temps la question cruciale du contenu de la prise en charge médicale et de la nature des traitements qui vont être proposés aux malades de la petite enfance jusqu'à l'âge adulte, que la majorité d'entre eux atteint désormais.

En effet, les traitements conventionnels de la mucoviscidose jusqu'alors mis en œuvre reposent depuis quelques décennies sur trois piliers :

- Le maintien du meilleur état nutritionnel possible, notamment grâce à l'administration de préparations d'enzymes pancréatiques gastro-résistantes et à un apport calorique suffisant ;

- L'antibiothérapie à visée pulmonaire qui, parfois, montre ses limites avec l'apparition de bactéries pathogènes multi-résistantes et n'est pas dénuée d'effets secondaires indésirables ;

- La kinésithérapie (physiothérapie) respiratoire quotidienne, qui peut être aidée par des traitements mucolytiques et fluidifiants efficaces, visant à dégager les bronches du mucus épais qui les obstrue et dont l'accumulation favorise le développement des infections.

Si les traitements conventionnels ont depuis longtemps démontré leur efficacité en permettant, fort heureusement, un allongement progressif et assez spectaculaire de l'espérance moyenne de vie des patients, au cours des années récentes, ils ont en commun de ne s'attaquer qu'aux symptômes de la maladie, c'est à dire à ses conséquences, et pas à la cause primaire de leur apparition. De plus, ils constituent une prise en charge particulièrement contraignante, lourde et pénible pour les patients et leurs familles, mais aussi coûteuse et très consommatrice de temps (environ deux heures par jour) qui altère fortement la qualité de vie.

Une approche thérapeutique nouvelle apparaît donc nécessaire, que les connaissances acquises depuis 1990 sur la biologie de la protéine CFTR permettent désormais d'envisager. Le changement de paradigme qui s'opère au début du 21e siècle consiste ainsi à tenter de corriger l'origine de ce qui ne fonctionne pas au niveau cellulaire, plutôt qu'à en contenir et limiter les conséquences. En d'autres termes : s'attacher à corriger le défaut primaire, en définissant des approches thérapeutiques spécifiques des différentes classes de mutations du gène *CFTR* et de leur répercussion sur la protéine et sa fonction. Car, même si grâce aux traitements conventionnels les enfants atteints de mucoviscidose présentent un état de santé correct pendant leurs plus jeunes années, il est acquis que les anomalies liées à l'expression du défaut primaire sont bien présentes dès les premières semaines de la vie.

LE DÉFAUT PRIMAIRE ET LA PANNE DE L'ESCALATOR MUCOCILIAIRE

Le rôle principal de la protéine CFTR, normalement localisée à la membrane apicale des cellules épithéliales, est d'y constituer un canal ionique spécifique qui permet la sortie conjointe de l'anion chlorure Cl^- et de l'eau vers l'extérieur, c'est-à-dire le liquide de surface. Comme tout canal (ou toute porte), il a deux configurations possibles : ouvert ou fermé. Le rapport entre la durée pendant laquelle il est ouvert sur la durée totale d'une période donnée mesure sa probabilité d'ouverture.

Le liquide qui recouvre la surface des cellules épithéliales est formé de deux couches superposées : une phase aqueuse[1] très fluide

[1] Constituée d'eau et d'ions.

et, au-dessus d'elle, une couche visqueuse de mucus dans laquelle viennent se « piéger » les microparticules étrangères, telles que poussières, bactéries, virus et champignons.

Les cellules épithéliales pulmonaires sont ciliées, c'est-à-dire équipées de cils vibratiles animés d'un mouvement incessant et coordonné au sein de la couche aqueuse fluide. Normalement, les cils en phase d'extension « accrochent » par le dessous la couche visqueuse de mucus et la dirigent vers le haut de l'arbre respiratoire (vers la sortie). Les cils reviennent ensuite vers le bas en position de flexion pour éviter d'entraîner le mucus dans le sens inverse, puis reprennent, en extension, leur mouvement ascendant. Ainsi dirigée en continu vers le haut, la couche de mucus finit par être éliminée par la déglutition, avec les éléments étrangers qu'elle comporte. C'est l'escalator mucociliaire, plus scientifiquement dénommé clairance mucociliaire.

Pour assurer le bon fonctionnement de ce processus d'épuration indispensable, l'épaisseur – et donc l'hydratation – de la couche aqueuse fluide est cruciale. En effet, si elle est trop épaisse (hyper-hydratation), les cils épithéliaux sont trop courts pour « accrocher » le dessous de la couche muco-visqueuse, ils battent « dans le vide » et leur mouvement est inefficace. À l'inverse, et c'est ce qui est observé dans la mucoviscidose, si la couche fluide est déshydratée en raison du défaut de sortie de Cl^- et de l'eau, les cils se retrouvent véritablement englués dans la couche visqueuse où leur mouvement coordonné d'entraînement ascendant est aboli. Il en résulte une stagnation et une accumulation progressive du mucus qui vont contribuer à l'obstruction bronchique. En outre, l'anomalie d'hydratation s'accompagne d'une baisse du pH (acidification) qui entraîne une diminution du pouvoir bactéricide du liquide de surface. Ceci est associé à une inflammation, encore mal comprise, qui induit un remaniement et une dégradation du tissu pulmonaire. Il est fondamental de considérer que ces phénomènes sont présents dès les premières semaines de la vie, même s'ils ne s'accompagnent pas forcément, à cette période, de symptômes visibles.

Corriger le défaut primaire

Comme on le sait depuis 1989, c'est évidemment l'absence au niveau de la membrane apicale des cellules épithéliales d'un canal CFTR fonctionnel qui constitue le défaut primaire de la mucoviscidose, perturbant la sortie de l'ion chlorure et provocant la diminution de volume et d'épaisseur de la phase aqueuse dans laquelle évoluent normalement les cils vibratiles de la surface épithéliale.

La restitution, même partielle, d'une activité canal chlorure de la protéine CFTR mutée constitue donc une stratégie thérapeutique innovante et prometteuse, car on sait aujourd'hui que cette restauration est suffisante pour améliorer l'état clinique des malades.

Or, malgré l'enthousiasme manifesté au début des années 1990, l'espoir placé trop vite dans un développement rapide de la thérapie génique, dont le principe, qui paraît simple, vise à remplacer un gène muté par un gène sain, se heurte à des difficultés de mise en œuvre et paraît donc encore loin d'être satisfait. De même, le recours envisagé à des cellules souches humaines, susceptibles d'être transformées en cellules épithéliales, ne semble pas encore près d'aboutir à des résultats positifs. Dans un cas comme dans l'autre, des études se poursuivent au sein de plusieurs équipes de grande qualité et nul ne peut ni ne doit aujourd'hui désespérer de leur aboutissement.

L'approche pharmacogénétique

La piste la plus prometteuse actuellement semble bien être une voie pharmacologique qui s'appuie sur l'utilisation de plusieurs petites molécules capables de moduler la protéine-canal CFTR et son fonctionnement en agissant à différents niveaux, qui vont de sa synthèse à la régulation de son ouverture, en passant par son transport intracellulaire vers la membrane, son abondance et sa stabilité à la membrane apicale des cellules épithéliales. Plusieurs de ces molécules modulatrices des canaux CFTR mutants ont été sélectionnées, parmi des centaines de milliers de candidates potentielles qui sont conservées dans des chimiothèques[1], par des

[1] Collections de molécules conservées et répertoriées, en vue d'études ultérieures.

techniques automatisées et informatisées de criblage à haut débit, sur la base de leur capacité à activer un transport membranaire d'anions dans un système biologique qui sert de modèle simple.

Cette approche pharmacologique est génétiquement ciblée (pharmacogénétique), dans la mesure où elle s'appuie sur la répartition en six classes des très nombreuses mutations rencontrées chez les malades, en fonction de la répercussion qu'elles induisent sur la biologie du canal CFTR. Elle est basée sur l'hypothèse qu'une restauration même partielle du mouvement de sortie de l'ion chlorure, au niveau de seulement 15 à 30 %, voire moins, de l'activité du CFTR normal, peut se révéler suffisante pour bloquer la cascade d'évènements qui aboutit plus ou moins rapidement à la création inexorable de lésions pulmonaires irréversibles et à la diminution des capacités respiratoires.

Les mutations de classe I et II s'accompagnent de l'absence de canal CFTR à la membrane, par défaut de synthèse dans le premier cas et par défaut de maturation et de transport intracellulaire dans le second. Par contre, les mutations de classes III à VI se caractérisent par la présence à la membrane d'un CFTR qui est non fonctionnel (classe III), ou qui présente une conductance[1] membranaire pour l'ion Cl^- trop faible (classe IV), une densité de présence insuffisante (classe V), ou enfin une fragilité particulière qui se traduit par une destruction trop rapide (classe VI). À chacune des classes de mutations devra donc s'appliquer un choix différent de molécules modulatrices, sachant que certaines mutations peuvent présenter des caractéristiques qui les rattachent à deux classes distinctes, comme c'est le cas notamment pour la mutation principale F508del, considérée comme une mutation de classe II, mais qui présente aussi des particularités propres à la classe III lorsque le canal mutant F508del-CFTR parvient à se localiser dans la membrane.

Ces approches pharmacogénétiques sont ainsi définies en fonction de l'objectif à atteindre selon les différentes classes de mutations visées :

- Permettre la translecture, c'est-à-dire réussir à ignorer (« sauter ») le codon Stop prématuré (noté X), qui caractérise

[1] Grandeur électrique (inverse de la résistance) qui mesure la facilité de transport d'un ion.

toutes les mutations de classe I (Y122X, G542X, W1282X, etc.), provoquant la synthèse d'une protéine tronquée, incomplète, pour aboutir à la synthèse d'une protéine CFTR entière qui pourra ensuite se placer dans la membrane et s'y montrer fonctionnelle ;

- Favoriser la maturation intracellulaire et le transport vers la membrane d'un CFTR mutant de classe II qui présente un défaut de repliement (misfolding), comme c'est le cas avec la mutation principale F508del ou sa voisine I507del ;

- Augmenter la probabilité d'ouverture[1] d'un canal CFTR mutant de classe III qui est bien présent dans la membrane mais présente un défaut de régulation (G551D, mais aussi d'autres dont F508del) ;

- Stimuler la conductance chlorure des CFTR mutants de classe IV ;

- Augmenter la densité de présence à la membrane apicale des canaux de classe V ;

- Prévenir le renouvellement accéléré des canaux de classe VI en augmentant leur stabilité.

Pour chacun des objectifs précédents, après la phase préalable de tri des molécules potentiellement actives par la technologie de criblage à haut débit, celles qui sont retenues font alors l'objet d'études poussées en laboratoire, sur des modèles cellulaires (*in vitro*) et/ou des modèles animaux (*in vivo*). Les molécules qui, au terme de ces études expérimentales, semblent présenter une efficacité intéressante pour l'objectif visé sont ensuite utilisées lors d'essais cliniques menés chez des patients atteints de mucoviscidose, qui sont choisis en fonction de la classe d'appartenance des mutations dont ils sont porteurs.

Quelques molécules ont déjà suivi ce cheminement, qui peut prendre plusieurs années, et ont produit des résultats très encourageants, voire spectaculaires, qui ont déjà conduit, notamment aux USA et en Europe, sous certaines conditions, à des autorisations de mise sur le marché.

---

[1] Fraction du temps pendant lequel le canal est ouvert.

Une première victoire historique pour les mutations de classe III

S'agissant des mutations de classe I (Y122X, G542X, W1282X...), quelques molécules qui avaient donné des résultats encourageants au niveau des études expérimentales en laboratoire, se sont montrées décevantes au cours des essais cliniques.

C'est incontestablement avec les mutations de classe III, dont la plus fréquente est G551D (notamment dans les populations d'origine celte), que va être apportée la preuve de l'efficacité clinique de la modulation pharmacologique d'un canal CFTR mutant présent à la membrane apicale. L'ivacaftor, molécule, dite « potentiatrice » d'abord connue sous le nom de code VX-770, donné par la société pharmaceutique qui l'a mise au point, a permis, au cours de deux essais cliniques réalisés sur un an chez des patients porteurs d'au moins une copie de la mutation G551D, d'obtenir des résultats particulièrement probants. Le premier de ces essais a concerné un groupe de patients âgés de plus de 12 ans ; le second des malades plus jeunes, dans la tranche de 6 à 11 ans. Les deux essais ont abouti à des résultats identiques qu'il n'est pas abusif de qualifier de spectaculaires [20 – 21].

Parmi ces résultats, le plus frappant est la diminution importante de la concentration du chlorure sudoral, encore inimaginable il y a quelques années, aboutissant même chez une majorité de malades à une normalisation du test de la sueur qui est observée au bout de seulement deux semaines de traitement et se maintient ensuite. Elle témoigne ainsi de la restauration d'un flux transmembranaire de chlorure suffisant. Sur le plan clinique, on observe le rétablissement de la clairance mucociliaire (réparation de l'escalator en panne), une amélioration substantielle de la fonction respiratoire, de l'ordre de 10 % dès 15 jours de traitement, et une diminution du risque d'exacerbations pulmonaires. Enfin, une augmentation de la masse corporelle témoigne également de l'amélioration de l'état nutritionnel.

Le prolongement du traitement par ivacaftor jusqu'à 96 semaines confirme le maintien de ces résultats chez les patients âgés de 6 ans et plus. Y compris chez les patients les moins symptomatiques, ce qui démasque une maladie silencieuse. La tolérance au traitement est bonne et les effets secondaires indésirables observés portent essentiellement sur la perturbation, parfois temporaire, de certains paramètres reflétant la fonction hépatique.

Ces résultats très positifs ont encouragé le développement d'autres essais cliniques de l'ivacaftor chez des patients plus jeunes (2 à 5 ans). D'une durée initiale de 24 semaines, prolongée ensuite à 84 semaines, ces essais ont abouti aux mêmes résultats que les précédents sans que soient notés d'autres effets secondaires ou de tolérance au traitement. Par contre, grâce à l'introduction très pertinente de marqueurs de la fonction pancréatique exocrine dans leur bilan biologique d'évaluation, ces essais ont permis de révéler un autre effet aussi surprenant que positif du traitement par l'ivacaftor : l'évidence que le pancréas n'était pas complètement détruit, contrairement au dogme ancien et couramment admis d'une destruction précoce, voire anténatale, et irréversible du pancréas exocrine. En effet, une augmentation nette du taux de l'élastase fécale qui est observée chez les patients traités, témoigne de la restauration de la fonction pancréatique exocrine. Ce phénomène explique probablement pour une grande part l'amélioration de l'état nutritionnel observée sous ivacaftor [22].

En 2019, une étude à plus long terme (4 à 5 ans), réalisée à partir des registres épidémiologiques du Royaume-Uni et des USA, clôturée en 2016 et portant sur l'évaluation de très nombreux patients traités par ivacaftor depuis sa mise à disposition (en 2012 aux USA et 2013 au RU), a confirmé les observations des études antérieures. Les patients traités ont été comparés à des malades non traités de même âge, de même sexe et même niveau de gravité. Cette comparaison a montré, en faveur des patients traités, une meilleure fonction pulmonaire, un meilleur état nutritionnel, une évolution plus favorable par rapport au risque de développement d'un diabète et de survenue d'infections pulmonaires (notamment à *Pseudomonas aeruginosa*), et enfin une diminution de la fréquence des exacerbations et des hospitalisations.

Cependant, les commentaires sur ces beaux résultats restent prudents et préfèrent prudemment évoquer un ralentissement net de la progression de la mucoviscidose, sans aller jusqu'à employer les termes de guérison ou de victoire.

Récemment, une étude sur un modèle animal de furet porteur de la mutation G551D a montré que le traitement *in utero* des fœtus, par l'administration orale aux femelles gestantes, est associé à l'absence d'expression de la maladie pulmonaire, pancréatique, diabétique et hépatique, tant que le petit est traité. Par contre, si le traitement est interrompu à l'âge adulte, les furets développent progressivement la maladie. Ces thérapies sont donc en train de bouleverser la stratégie de prise en charge de la mucoviscidose, en permettant d'envisager que leur début précoce, voire anténatal, pourrait empêcher l'expression de la maladie. Naturellement, ceci ne pourra se concevoir que si le traitement est bien toléré et que ses effets ne s'estompent pas avec le temps. Seules des études au long cours permettront de répondre à ces questions.

LA BITHÉRAPIE

Les succès rencontrés dans la correction du défaut primaire associé aux mutations de classe III restent cependant d'une portée limitée par la rareté de celles-ci. La plus fréquente d'entre elles est la G551D qui ne représente que 1 à 2 % de l'ensemble des mutations au niveau mondial et 5 à 6 % dans les populations d'origine celte (Bretagne ouest, Irlande et Pays de Galles). En bref, le nombre de malades atteints de mucoviscidose qui peuvent bénéficier directement d'un traitement par l'ivacaftor reste faible.

C'est pourquoi, dans la perspective d'un traitement curatif de la mucoviscidose basé sur la pharmacogénétique et pouvant concerner un plus grand nombre de malades, la mutation de classe II F508del revêt une importance particulière, puisque, représentant à elle seule 70 % de l'ensemble des mutations au niveau mondial, elle est de très loin la plus fréquente, et environ la moitié des malades sont des homozygotes F508del dans l'ouest de l'Europe.

Comme déjà mentionné plus haut, la protéine mutante F508del-CFTR, en raison de l'absence de la phénylalanine 508, présente un défaut de repliement de sa structure tridimensionnelle qui provoque une rétention intracellulaire prolongée et finalement sa destruction par les systèmes de contrôle de qualité de la cellule, avant de pouvoir parvenir à la membrane et s'y insérer. Cependant, une fois localisé au pôle apical de la cellule, ce CFTR mutant présente quand même une faible activité de canal chlorure, caractérisée par une probabilité d'ouverture certes insuffisante, mais non nulle. En d'autres termes, si F508del est bien une mutation de classe II, quand la protéine qui en résulte réussit à s'insérer dans la membrane, elle devient une mutation de classe III. Ce constat a permis de concevoir une bithérapie, voire multithérapie, pour corriger, à la fois, le défaut de transport de la protéine CFTR mutée vers la membrane et sa trop faible probabilité d'ouverture, une fois parvenue à destination.

Le lumacaftor (code VX-809) est une molécule, dite « correctrice », capable de faciliter le transport du canal mutant F508del-CFTR vers la membrane cellulaire et donc d'y augmenter sa densité de présence. Cependant, utilisé seul au cours d'essais cliniques réalisés avec des patients adultes homozygotes F508del, le lumacaftor n'a montré qu'une faible diminution de la concentration du chlorure sudoral, sans aucune amélioration de la fonction pulmonaire ni des autres critères de l'évaluation clinique.

Le fait important que le canal mutant F508del-CFTR puisse être stimulé une fois qu'il a pu parvenir à s'insérer dans la membrane a logiquement conduit à définir une double approche thérapeutique (bithérapie) associant le potentiateur ivacaftor et le correcteur lumacaftor pour le traitement des patients homozygotes pour la mutation F508del.

Des essais cliniques menés chez des patients homozygotes F508del âgés de plus de 12 ans, puis dans un groupe de patients plus jeunes (6 à 11 ans), ont permis de confirmer la bonne tolérance et l'innocuité de cette bithérapie et d'obtenir des résultats cliniques très encourageants : amélioration de la fonction respiratoire, mais à un degré bien moindre que l'ivacaftor pour les mutations de classe III (inférieur à 5 %), gain de poids, diminution du risque des exacerbations pulmonaires, diminution significative de la concentration du chlorure sudoral et amélioration de la qualité de vie [23 – 24].

Cependant, aucune de ces améliorations n'a pu être observée lors d'un essai mené chez des patients hétérozygotes composites, c'est à dire porteurs d'une seule copie de F508del et d'une mutation de classe I. L'espoir pour ce type de patients se place donc dans la découverte de molécules modulatrices de nouvelle génération.

Plusieurs de ces nouvelles molécules sont déjà en cours d'évaluation et il est très probable que l'avenir de l'approche pharmacogénétique en vue de parvenir enfin à des traitements de la mucoviscidose sera dans des trithérapies déjà en cours d'étude, voire des multithérapies.

Ainsi, des résultats particulièrement encourageants de deux essais cliniques d'une trithérapie associant le potentiateur ivacaftor à deux nouveaux correcteurs, l'elexacaftor (VX-445) et le tezacaftor (VX-661) ont été rendus publics en 2019.

Le premier de ces essais a porté sur 107 patients homozygotes pour la mutation F508del, âgés de plus de 12 ans, comparés à des patients du même âge placés sous bithérapie tezacaftor/ivacaftor. Il a démontré une amélioration significative de la fonction respiratoire, mesurée par un gain de 10 % du VEMS, associée à une diminution du taux de chlorure sudoral.

Le second a concerné 403 patients âgés de 12 ans et plus, porteurs d'une copie de la mutation F508del et d'une mutation différente de classe I, II ou III, comparés à des patients de même âge recevant trois placebos. Des gains de 13,8 et 14,3 % de la valeur du VEMS ont alors été observés après respectivement 4 et 24 semaines de traitement, ainsi que des baisses significatives du taux de chlorure sudoral et du nombre d'exacerbations pulmonaires.

Dans les deux études, la tolérance au traitement a été bonne et, au terme de leur participation, tous les patients impliqués se sont alors vus proposer soit la poursuite, soit l'initiation du traitement par cette trithérapie.

Bien entendu, d'autres études cliniques seront encore nécessaires pour faire la preuve de l'efficacité et de la bonne tolérance de cette trithérapie sur des patients d'âge inférieur. Mais l'espoir est bien là.

Cependant, il convient de rappeler ici que si l'espoir généré par tous ces nouveaux traitements paraît aujourd'hui fondé et réaliste, aucun d'entre eux ne pourra jamais réparer des lésions anatomiques irréversibles et, à l'inverse, qu'ils seront d'autant plus efficaces qu'ils pourront être proposés, en toute innocuité, à de très jeunes patients atteints de mucoviscidose, avant même l'apparition des premiers symptômes, si discrets soient-ils. C'est dans cet objectif que la nécessité du dépistage néonatal systématique prend toute sa signification.

Chapitre 7

Une percée décisive, l'ère des trithérapies

L'arrivée de la trithérapie constitue véritablement un changement historique du traitement de la mucoviscidose, maladie génétique récessive induite par des mutations sur le gène *CFTR*. Actuellement, 2 114 variants sont recensés dont 804 avec des effets cliniques documentés (DB CFTR2, cftr2.org, dernière mise à jour le 7 avril 2023). Le gène *CFTR* code pour la protéine du même nom qui sert de canal anionique dans les cellules épithéliales. Le dysfonctionnement de cette protéine se traduit par une défaillance de multiples organes, en particulier dans le système digestif, reproductif, et pulmonaire. C'est cette dernière atteinte qui conditionne le pronostic vital de la maladie. En 2022, l'âge médian au décès en France était de 40,8 ans. Mais de nouvelles thérapies protéiques aux effets spectaculaires, arrivées sur le marché français en 2020, sont sur le point de bouleverser la prise en charge de la maladie et toutes les statistiques précédemment établies. Les dernières modélisations prospectives anticipent même une médiane de survie de 82,5 ans si le traitement est débuté dans l'adolescence (12-17 ans) [25].

La maturation d'une protéine CFTR fonctionnelle nécessite de nombreuses étapes de repliement et de maturation par addition de glucides (glycosylation) dans le réticulum endoplasmique puis l'appareil de Golgi conduisant à un important taux d'erreur et donc à l'élimination naturelle de 60 à 80 % des protéines CFTR dans les cellules saines. Les protéines matures positionnées à la membrane cellulaire sont « réintégrées » rapidement dans la cellule pour y être dégradées (environ 10 % par minute). Il faut donc une orchestration très précise de multiples acteurs cellulaires pour assurer un taux suffisant de protéine à la membrane et maintenir un fonctionnement normal de l'épithélium.

Les mutations du gène *CFTR* sont classées en six catégories selon leurs conséquences sur la production, le transfert vers la membrane, le fonctionnement ou la stabilité du canal CFTR à la membrane épithéliale. Les mutations de classe I conduisent à l'absence de synthèse de protéine. La mutation la plus commune, F508del, portée par 83,2 % des patients en France (Registre de la mucoviscidose, édition 2022) appartient à la classe II ; la protéine est bien synthétisée mais défectueuse, du fait d'un défaut de repliement, et elle est détruite par le système de contrôle de qualité des cellules avant d'atteindre la membrane. Les protéines CFTR issues de mutations de classe III, dites de portail (gating mutations), atteignent la membrane mais présentent une probabilité d'ouverture du canal réduite due à un défaut d'activation. Les mutations des classes I à III conduisent à une activité de CFTR minime voire nulle. Les protéines issues des mutations de classe IV à VI entraînent une diminution du transport ionique (classe IV), de la synthèse protéique (classe V) ou une demi-vie membranaire réduite (classe VI).

La stratégie de thérapie protéique cible les mutations de classes II à VI qui aboutissent à des protéines CFTR non fonctionnelles ou instables. De petites molécules, identifiées par criblage pharmacologique à haut débit, sont appelées les modulateurs de CFTR. Ce sont des potentiateurs, des correcteurs, des amplificateurs ou encore des stabilisateurs, et elles visent à rétablir un minimum de 5 à 10 % de l'activité normale de CFTR, censé apporter un bénéfice clinique visible.

Cette approche thérapeutique est en train de révolutionner la prise en charge de cette maladie rare.

DES AVANCÉES POUR PLUS DE 80 % DES MALADES

• Potentialiser l'activité de la protéine.

Un potentiateur est une molécule qui augmente l'activité de la protéine CFTR correctement positionnée dans la membrane cellulaire. Le premier potentiateur de CFTR disponible fut l'ivacaftor (IVA), à destination principalement des porteurs d'une mutation de classe III, dont la mutation G551D. IVA augmente la probabilité d'ouverture des canaux CFTR mutés, mais également de CFTR non mutée (sauvage ou wild type). Cela se traduit par un gain allant jusqu'à 10 % de fonction respiratoire mesurée par le VEMS chez les adultes atteints de mucoviscidose et une baisse de la concentration du chlorure sudoral d'environ 50 mmol/L, pouvant ainsi aller jusqu'à la normalisation du test de la sueur. Ces études menées il y a plus de 10 ans ont permis de démontrer que la restauration de la fonction de la protéine à l'échelle moléculaire permettait une amélioration majeure des patients. Ceci a débouché très rapidement sur l'autorisation de mise sur le marché européen de l'ivacaftor (Kalydeco®en France) qui sera délivrée en juillet 2012. Le suivi de ces patients montre une amélioration rapide de la clairance mucociliaire, une prise de poids, avec chez les plus jeunes une amélioration de la fonction pancréatique exocrine. À terme, le bénéfice respiratoire semble se maintenir. Ivacaftor est aujourd'hui accessible en France aux patients à partir de 4 mois pour ceux qui sont porteurs d'au moins un variant (sur un des 2 allèles) d'une des mutations suivantes : G551D, G1244E, G1349D, G178R, G551S, S1251N, S1255P, S549N ou S549R. Il s'administre par voie orale 2 fois par jour. Il faut surveiller les fonctions hépatiques qui peuvent être altérées, et la constitution de cataracte, ces événements restant très rares. D'autres potentiateurs ont été explorés par différentes compagnies pharmaceutiques, mais actuellement le seul disponible est Kalydeco®produit par la société américaine Vertex Pharmaceuticals.

• Corriger la fabrication de la protéine

Un correcteur cible les protéines qui présentent un défaut de repliement (misfolding). Tout l'effort a été mis initialement sur la protéine CFTR porteuse de l'absence du 508e acide aminé, la phénylalanine F508. Le mécanisme d'action supposé des correcteurs est leur capacité à normaliser le repliement les protéines CFTR en s'y fixant. Cette liaison protéine-petite molécule fait alors qu'elles sont moins dégradées par le protéasome[1]. Néanmoins, le canal ainsi corrigé reste instable à la membrane cellulaire et présente un défaut d'ouverture. Ainsi, ces correcteurs nécessitent d'être associés à un potentiateur qui stimule l'ouverture du canal pour aboutir à un effet clinique. Les premiers correcteurs qui ont abouti au traitement des patients sont les correcteurs lumacaftor (LUM) et

[1] Système de contrôle qualité des cellules.

tezacaftor (TEZ). La combinaison LUM/IVA (Orkambi®) est autorisée en Europe pour les patients homozygotes F508del non transplantés à partir de l'âge de 2 ans, mais les gains cliniques restent modérés : +2-3 % de VEMS et -10 mmol/L de chlorure sudoral [26]. Néanmoins certains patients ont été clairement améliorés avec cette association. L'indication de TEZ/IVA (Symkevi®) concerne également les sujets homozygotes F508del et a été étendue en 2018 dès l'âge de 6 ans aux hétérozygotes F508del pour certaines mutations avec fonction résiduelle : P67L, R117C, L206W, R352Q, A455E, D579G, 711+3A→G, S945L, S977F, R1070W, D1152H, 2789+5G→A, 3272-26A→G et 3849+10kbC→T).

Les essais pharmacologiques ayant montré l'intérêt d'associer plusieurs correcteurs pour cibler différents sites afin d'optimiser l'effet, les recherches se sont orientées vers la combinaison de plusieurs correcteurs. Diverses molécules candidates ont ainsi été testées en complément de TEZ/IVA et l'association avec un deuxième correcteur elexacaftor (ELX) a démontré une efficacité accrue (de l'ordre de 50 % de restauration de fonction normale). La triple combinaison ELX/TEZ/IVA (Kaftrio®) permet en effet des améliorations spectaculaires allant jusqu'à une augmentation de 14 % du VEMS et une diminution moyenne de 45 mmol/L du chlorure sudoral dès un mois de traitement, une prise de poids rapide chez des patients de plus de 12 ans. Cette combinaison transforme la qualité vie des patients, que ce soit chez les F508del homozygotes déjà traités par TEZ/IVA [27] mais également pour les patients hétérozygotes composites porteurs d'une seule mutation F508del, en combinaison avec une autre mutation pour laquelle aucune option thérapeutique n'était encore disponible [28]. Les bénéfices cliniques observés sur les adultes ont rapidement été confirmés chez les enfants de 6 à 11 ans [29] puis sur les patients de 2 à 5 ans, pour lesquels, malgré une fonction pulmonaire conservée, l'amélioration reste mesurable. Après plusieurs autorisations de mise sur le marché (AMM) successives, qui concernaient des malades de plus en plus jeunes, compte tenu des potentiels bénéfices à long-terme et de la large indication du médicament, Kaftrio®la triple association ELX/TEZ/IVA a été autorisée en France chez les patients F508del hétérozygotes de plus de 2 ans qui peuvent désormais bénéficier de ce traitement en France depuis novembre 2023. Quel que soit le cadre de la prescription, tous les malades éligibles au Kaftrio® peuvent en bénéficier en France, avec une prise en charge à 100 % par l'Assurance Maladie.

En parallèle, une version améliorée de la trithérapie est en cours de développement. En effet, des perturbations du bilan hépatique, et surtout des effets neuropsychiatriques rares mais préoccupants, posent question. Elle vise à remplacer ELX par le correcteur vanzacaftor (VAN), qui causerait moins d'effets secondaires, et IVA par sa version deutérée[1] deutivacaftor (D-IVA) qui, avec une demi-vie plus longue, permettrait une prise journalière du médicament en une seule dose au lieu de deux. Les derniers essais de phase 2 démontrent que cette nouvelle formulation est bien tolérée et permet une amélioration de la fonction respiratoire et du test de la sueur possiblement encore plus importante que la combinaison ELX/TEZ/IVA [30].

LES NOUVEAUX DÉFIS

L'avènement de la trithérapie protéique avec ses effets cliniques majeurs va transformer l'histoire de cette maladie autrefois strictement pédiatrique, puis devenue progressivement une maladie de l'adulte, et bouleverser la prise en charge des patients. On peut aujourd'hui espérer voir les patients vivre une vie quasi normale, fonder une famille et vieillir.

• Étendre les indications

De nouveaux modèles de laboratoire reproduisant les propriétés des cellules épithéliales et la fonction CFTR ont été explorés dans le but d'identifier davantage de génotypes répondeurs.

Dès 2020, la Food and Drug Administration (FDA) américaine a étendu l'indication de la trithérapie à 177 mutations rares qui n'avaient pas pu être testées en essai clinique, en raison de la rareté de ces mutations, qui empêche d'inclure des effectifs suffisants de malades. Elle a basé sa décision sur une amélioration de la fonction

[1] Le deutérium est un isotope non radioactif de l'hydrogène qui possède un neutron dans son noyau au lieu d'aucun pour l'hydrogène.

CFTR à hauteur de 10 % du CFTR sauvage, mesurée dans des lignées cellulaires d'origine animale. La FDA a ainsi ouvert la voie à des critères d'évaluation alternatifs pour cibler les mutations rares.

Parmi les différents modèles cellulaires testés en laboratoire, les organoïdes intestinaux ont été très étudiés. Les cellules épithéliales respiratoires collectées par un simple frottis nasal, bien moins invasif qu'une biopsie rectale, sont plus accessibles. Elles constituent un modèle personnalisé unique, prenant en compte le génotype du donneur dans son ensemble. Récemment, a été démontrée la corrélation entre ces mesures en laboratoire et l'amélioration de la fonction respiratoire avec ces traitements. Ces tests ont mis en lumière la réponse à ELX/TEZ/IVA dans des cellules primaires aux mutations non incluses dans la liste de la FDA, telles que la 3e mutation la plus fréquente en France, N1303K, [31]. Ces observations ont permis d'initier en France un vaste programme d'accès compassionnel laissant envisager une extension de l'indication à d'autres mutations que F508del. Ces travaux ouvrent la voie à une évaluation basée sur des essais *in vitro* personnalisés, dans le cadre d'une médecine de précision, et non plus uniquement sur des résultats d'essais cliniques. Ainsi, parmi 600 patient(e)s non F508del qui sont améliorés sous Kaftrio®, environ 150 ont bien l'une des 177 mutations validées par la FDA, mais 400 ont d'autres mutations rares.

• L'enjeu de la cohorte pédiatrique

L'arrivée sur le marché de Kaftrio®est récente et il n'existe encore que peu d'études sur ses effets à long terme, que ce soit en termes de bénéfice clinique, de toxicité ou encore de résistance ou d'échappement au traitement. C'est pourquoi, en France, tous les patients initiant un traitement aux modulateurs de CFTR sont inclus dans une cohorte de suivi en vraie vie. L'objectif de ces études est d'évaluer et de consigner tous les effets, positifs ou indésirables, de ces traitements à court, moyen et long terme, et d'en surveiller la tolérance. À l'heure actuelle, les effets secondaires les plus préoccupants concernent des répercussions psychologiques, anxiété, insomnies, chez les adultes mais aussi chez les enfants. Par ailleurs, même si la qualité de vie s'est considérablement améliorée, les traitements pour l'insuffisance pancréatique, les infections pulmonaires et parfois la kinésithérapie respiratoire restent encore nécessaires. Un suivi clinique rapproché, multidisciplinaire et personnalisé est donc toujours essentiel, et ce dès le plus jeune âge. Chez les enfants, asymptomatiques pour la plupart, de nouveaux critères d'évaluation doivent être recherchés, comme l'imagerie pulmonaire par scanner ou IRM, des marqueurs sanguins ou dans l'air exhalé.

- Parentalité et grossesse

Depuis l'introduction de Kaftrio®, le nombre de grossesses – planifiées ou non – a plus que doublé chez les femmes atteintes de mucoviscidose, que ce soit en France, au Royaume-Uni ou aux États Unis, car les patientes sont en meilleure santé. La question a donc été rapidement posée des conséquences du traitement sur le fœtus. Les premières données collectées en vraie vie semblent indiquer que la poursuite du traitement est bénéfique pour la mère [32]. Mais ces « bébés Kaftrio », porteurs sains d'une seule mutation doivent bénéficier d'une surveillance post-natale et certainement à long terme, en raison du principe de vigilance.

La possibilité de traiter un fœtus atteint de mucoviscidose *in utero* présentant une occlusion anténatale pour éviter toutes les conséquences d'une occlusion à la naissance (iléus méconial, chirurgie, réanimation…) doit clairement être envisagée. Le concept de thérapie préventive pourrait transformer son pronostic à la naissance, et court-circuiter les conséquences délétères et précoces de la maladie. Ces réflexions apportent l'espoir d'une alternative à l'interruption volontaire de grossesse à l'occasion d'un diagnostic anténatal de mucoviscidose.

CONCLUSION

La nouvelle classe thérapeutique des « caftors » est en train de révolutionner la prise en charge des patients et de changer l'histoire de la mucoviscidose. Mais ces progrès décisifs révèlent les inégalités d'accès au soin dans le monde et l'écart qui se creuse avec les pays défavorisés, qui ne peuvent bénéficier de ces thérapies très coûteuses, est une injustice insoutenable.

Cependant, malgré les bénéfices cliniques et les espoirs sans précédent suscités par cette thérapie, elle ne permet pas de guérir la maladie et le suivi à long terme de ces patients reste nécessaire. Par ailleurs, il subsiste une proportion significative de patients sans possibilité de traitement, de 10 à 15 % selon les pays. Les avancées possibles pour ces malades sont abordées au chapitre 9.

Chapitre 8
Témoignages de malades

Ce chapitre rassemble six témoignages de patient(e)s adultes qui y relatent le vécu de leur expérience personnelle de découverte de la trithérapie.

Audrey, 34 ans

J'étais un dossier muco « classique ». Diagnostiquée à la naissance en 1989, avec le génotype le plus fréquent, homozygote F508del. J'ai toujours eu les infections pulmonaires les plus courantes avec Staphylocoque doré, puis *Pseudomonas aeruginosa.* Enfant, je n'arrivais pas bien à comprendre si mon kiné faisait partie de ma famille ou pas, car je le voyais tous les jours chez moi. Combien d'heures d'aérosols devant les dessins animés, combien de jours de perfusions d'antibiotiques à rester en pyjama ? Ma mère est devenue infirmière puéricultrice, elle branchait mes perfusions pendant que je dormais pour ne pas me réveiller.

Fort heureusement, je suivais bien à l'école et j'avais une vocation : la recherche médicale. Puisque personne n'arrivait à me guérir, je le ferais moi-même. Je fais un master de génétique puis un autre en microbiologie. J'ai étudié à l'étranger dans les meilleurs instituts de recherche. Je suis prête pour apporter ma contribution et enfin travailler. Mais c'est à ce moment que la mucoviscidose se venge, ma santé ne me permet plus de travailler. Mes infections ne me laissent plus aucun répit. J'ai 15 jours de perfusion d'antibiotiques tous les 3 mois, je vais mieux 2 semaines et petit à petit, la pneumonie chronique reprend. J'ai de la fièvre quasiment tous les jours, je n'arrive plus à sortir du lit avant 13h, et le reste du temps je comate. J'évite les escaliers, refuse les soirées entre amis, et abandonne l'idée d'un jour me marier. Mon souffle baisse à 35 % et mon poids devient inquiétant. Je connais assez bien ma maladie pour savoir ce qui m'attend à moyen terme : une transplantation pulmonaire. J'ai 27 ans, l'âge moyen de transplantation est de 28 ans à ce moment. Pas surprenant, je suis toujours dans la moyenne des statistiques. Si cela continue comme cela, je décèderai sûrement avant mes 32 ans, la moyenne d'âge de décès.

Mais en janvier 2016, on me prescrit la bithérapie. Premier médicament modulateur de CFTR pour les homozygotes F508del. Pour la première fois, je sors de la moyenne. Alors que la bithérapie montrait une augmentation de souffle de 4 % dans l'essai clinique, j'en gagne 35 %. Mes infections se calment, je reprends du poids, je sens à nouveau des odeurs. Je tousse toujours mais je descends à seulement deux cures de perfusion en 5 ans de bithérapie. Des cures plus de prévention que de nécessité. En août 2017, je trouve un emploi au CNRS. La vie reprend mais avec la pensée que tout pourrait s'arrêter, que l'on ne sait pas combien de temps le sursis va durer.

En 2021, j'obtiens mon poste de fonctionnaire pour travailler sur le cancer au CNRS, et je commence la trithérapie. Mon souffle remonte encore un peu, mon poids aussi. La toux s'arrête en 2h. Tout mon entourage me trouve soudainement changée sans arriver à mettre le doigt sur la raison, ils n'arrivent pas à réaliser que je suis maintenant entourée de silence. Un silence qui me met parfois mal à l'aise quand je suis seule. Plus d'aérosols, plus de cures intraveineuses, on me retire mon cathéter central après 13 ans et j'ai l'impression de me réveiller d'un cauchemar. Pourtant, je l'ai vécu, comment ai-je réussi à tenir pour supporter tout cela ? Je sais que j'ai beaucoup de stress post-traumatique, comment m'en libérer ?

Après un an de trithérapie, je rentre dans un essai clinique pour une nouvelle version d'un modulateur de CFTR. Je n'aide finalement pas la recherche en mucoviscidose dans mon laboratoire, mais à l'hôpital. La trithérapie est très efficace, mais le traitement n'est pas parfait, il a de nombreux effets secondaires et ne marche pas pour tous les patients. La guérison n'est pas encore là, même si je peux enfin la sentir au loin. Je deviens vice-présidente de l'association européenne CF Europe, je ne supporte pas l'idée de laisser des patients, des enfants pour la plupart, sans soins. Moi qui passais des jours entiers à dormir avant, je ne dors plus que quelques heures par nuit. J'ai tant de choses à faire, et après 8 ans de modulateurs de CFTR, je n'arrive pas à me détacher de la pensée que cela ne durera pas…

David, 41 ans

J'ai bénéficié d'Orkambi® tôt grâce à ma participation aux essais cliniques de phase 3. Après presque deux années de traitements, j'ai déclenché des effets secondaires, notamment des bronchospasmes dont la conséquence a été l'arrêt du traitement en 2016. J'avais plutôt bien réagi à Orkambi® avec un gain de 12 points de VEMS.

Depuis 3 ans, je subissais une dégradation progressive de ma fonction respiratoire et de manière très virulente en 2019, jusqu'à atteindre les dernières étapes avant la greffe pulmonaire.

Le dernier trimestre 2019 a été le moment où mon médecin du CRCM m'a indiqué la possibilité de demander un accès en ATU nominative au Trikafta® (nom américain du Kaftrio®). Le dossier a été finalisé le 5 décembre et la demande validée par VERTEX le 28 janvier. J'ai débuté le traitement le 27 février. Les débuts de cette procédure administrative ont été problématiques et je suis heureux de lire que celle-ci s'est considérablement améliorée. Il faut aussi saisir combien cette période a été un maelström dans mon esprit. Je fus tiraillé entre l'espoir d'avoir ce nouveau traitement, comme si je le touchais du doigt et qu'il ne voulait pas venir et la pragmatique réalité de la réalisation des examens pré-greffe et de la mise sur liste.

Néanmoins, je me sentais prêt psychologiquement à être greffé. Les soutiens de mon épouse, de ma famille et de mes amis mucos dont nombre d'entre eux sont greffés et dont les vies se sont considérablement améliorées ont été des facteurs déterminants.

Écrire ces lignes me fait revivre cette journée spéciale du jeudi 27 février 2020. Le déplacement de Giens où j'étais en réhabilitation, au CRCM de Marseille avec mes parents. Ces quelques dizaines de mètres infernaux entre le parking et l'hôpital réalisées avec difficultés. La consultation avec le médecin pour quelques examens d'usage (pas brillants en plus) et recommandations puis le retour sur Giens.

J'ai pris la première prise le soir même (tant pis pour l'ordre recommandé, j'étais incapable d'attendre). Les premières heures avant de dormir étaient mêlées d'excitation et d'angoisse. La peur de faire un effet secondaire rapide et virulent comme avec Orkambi®, de voir les marqueurs hépatiques grimper, etc.

La nuit s'est finalement bien passée. Je débutais le programme de réhabilitation de la journée petitement et j'étais contraint d'écourter la marche quotidienne, carbonisé. Je préparai mes affaires pour rentrer chez moi pour le week-end et démarrai le trajet. Après quelques dizaines de kilomètres sur l'autoroute et de manière soudaine, j'ai été pris d'une quinte de toux mais accompagnée cette fois-ci d'un crachat colossal (par rapport à ce que j'arrivais à sortir en temps normal avec maints efforts) m'obligeant à m'arrêter sur le côté de l'autoroute. C'est ainsi qu'a débuté ce que plusieurs patients ont fait, « une purge ». En 24 h, j'ai craché l'équivalent de six crachoirs d'hôpitaux pleins et sans aucun effort particulier. Avec le recul, on peut vraiment s'étonner de cette quantité « de merde » (désolé mais je ne trouve pas de meilleur mot) contenue dans nos poumons.

Le samedi (donc 36 heures après la première prise) a marqué le début d'une forme de reconquête. Alors que depuis des semaines, je n'arrivais plus à monter mes escaliers, j'ai réussi à le refaire puis à prendre une vraie douche tout seul (bien sûr en étant sous oxygène). J'ai ressenti beaucoup de choses, un étirement plus prononcé de la cage thoracique, des douleurs intercostales, des courbatures. Bref, un corps qui travaille davantage.

Le soir, j'ai demandé à ma fille de venir avec moi pour aller chercher deux livres, puis flâner et enfin prendre un repas à emporter. J'ai pu réaliser cette distance et tenir les sacs... Mais plus que cela, j'ai pu ressortir avec ma fille et refaire ce qu'un papa doit faire... s'occuper de son enfant qui n'a que trop vu l'un des piliers de la famille s'effriter devant ses yeux.

La nuit du samedi au dimanche a été la première à dormir allongé depuis des mois sans être réveillé par une quinte de toux (je dormais depuis plusieurs mois assis pour éviter de me noyer ou d'étouffer).

Le retour à Giens pour une semaine de réhabilitation supplémentaire a confirmé ces premières impressions. En premier lieu, l'auscultation avec le médecin du service et son étonnement devant ces effets : « Je n'entends plus rien à l'auscultation... enfin si, l'air qui circule. » Je ne sais pas ce qui était le plus exaltant, avoir la confirmation de ce que j'ai pu ressentir ces premiers jours ou de voir la surprise dans les yeux du médecin.

Je n'oublierai jamais une phrase de ma fille qui est venue me rendre visite après presque une semaine sans se voir. « Papa, qu'est-ce que tu tiens droit ! » Preuve que la cyphose, caractéristique de la détresse respiratoire, s'était en partie résorbée.

La réalisation de l'ensemble du programme des exercices de la semaine a permis de tester plus sérieusement le corps et la respiration. Une semaine a permis de faire les premières modifications sur les traitements, dont une diminution de l'apport en O2 à un L/min. Les prises de sang ont montré également des améliorations notamment sur la CRP (C-reactive protein qui est un marqueur de réactions inflammatoires). J'ai retrouvé également beaucoup d'appétit et surtout du plaisir à manger !

À la sortie de Giens, j'ai frôlé la barre symbolique des 30 % de VEMS et repris 3 kg. Je tiens à remercier toute l'équipe d'ailleurs pour toutes leurs marques de sympathie durant cette période !

Une semaine plus tard, le Président de la République annonçait le début du confinement de mars... Cette phase inédite a été mise à profit pour mettre en place une dynamique de reprise, kiné quotidienne mais réadaptée à ma nouvelle condition, un peu plus d'exercices physiques (la balade réglementaire autour de son domicile avec ma fille attentive au moindre signe de fatigue).

À la fin du confinement, les progrès mesurés furent impressionnants ! Je revis, depuis la prise du traitement. La machine à projets fonctionne à plein régime, les travaux entrepris dans la maison, soit par moi-même soit, quand c'est un peu plus technique, par des artisans en témoignent ! Mais surtout profiter de son épouse, de sa fille et de mes proches reste le plus merveilleux à revivre ! Et enfin, garder en mémoire le souvenir cuisant de ces premiers mois de 2020, savoir d'où je reviens...

2020/2023 : trois années au cours desquelles j'ai l'impression d'essayer de rattraper le temps perdu. Avant de parler de ces aspects plus personnels, il est nécessaire de faire un point sur mon état de santé.

La reprise progressive du sport et le maintien de prescription de kiné m'ont permis d'améliorer mon VEMS. Ce dernier aujourd'hui stagne depuis 1 an entre 45 % et 50 %. J'ai fait de nouvelles infections mais qui ont pu être contenues par des cures d'antibiotiques per os. D'ailleurs la posologie de ces derniers a également diminué. Je suis passé récemment d'une visite trimestrielle au CRCM à une visite semestrielle.

Côté effets secondaires, mes douleurs articulaires et mes éruptions cutanées ont disparu environ 9 mois après le début de la prise du traitement et sans action particulière. Néanmoins la lutte contre la prise de poids est une lutte de tous les instants. J'ai atteint les 88 kg et indéniablement avec ma capacité respiratoire, l'essoufflement revenait et j'avais vraiment l'impression de traîner la caravane dès que je me déplaçais. Il n'y a pas eu le choix, un régime basé sur un rééquilibrage alimentaire, une diminution drastique du pain et des sucres a permis de retrouver un poids de forme de 76kg.

Côté vie privée, la sphère professionnelle ne connaît pas d'anicroche. Les activités externe et surtout associative ont bien augmenté. La vie de famille, elle, a retrouvé sa normalité. Enfin j'ai un cycle de vie très tranquille. Ma fille a retrouvé sa sérénité bien qu'elle garde cette maturité précoce sans doute causée par notre mauvaise période. Mon épouse a retrouvé son mari. Je redécouvre les joies des moments en famille et surtout je les savoure à tout instant. Enfin j'ai une boulimie de voyage, de découvrir le monde (USA, pays scandinaves, capitales d'Europe et je l'espère cette année le Japon). Je sens dans ces dernières décisions quelque chose de plus fort que moi. Déjà défier mes limites mais aussi vivre tout simplement. Montrer encore une fois que la mucoviscidose ne doit pas avoir de prise sur moi.

Germain, 32 ans

Je suis né le 15 mars 1991, à la maternité de Brive-la-Gaillarde en Corrèze, et je ne le savais pas encore mais ça a été probablement la première chose qui m'a sauvé la vie. Prenons un peu de recul car, à cette époque, cette maternité était une des rares en France à être pilote dans le dépistage à la naissance de la mucoviscidose, dans le but d'un possible passage au dépistage partout en France (qui arrivera 11 ans plus tard !). Grâce à cela, et après quelques premières semaines avec une courbe de poids compliquée, car j'étais en diarrhée et reflux gastro-œsophagien (RGO), mais heureusement aucune infection respiratoire. Mes parents pensaient avoir un enfant allergique au lait et cherchaient des alternatives. Ainsi lorsque le téléphone sonna trois semaines après, avec à l'autre bout du fil le secrétariat du chef de service de pédiatrie qui leur annonçait que leur enfant avait une mucoviscidose, ce fut un choc. Pas plus pas moins, et à l'époque sans aucune connaissance, ni antécédent dans la famille et pas d'internet, ou de téléphone (vive le bon vieux temps), ils ont dû attendre 10 jours dans l'angoisse de savoir ce que c'était ce nom bizarre.

Lors de ce rendez-vous, le chef de service de pédiatrie, outre les laïus tous plus inquiétants les uns que les autres sur la muco a eu cette phrase qui a marqué ma mère toute mon enfance et même encore aujourd'hui :

– Madame, je vous conseille de ne pas vous attacher à cet enfant car il ne fêtera jamais ses 16 ans.

Une brutalité profonde, un manque d'empathie mais sans aucun doute une réalité à l'époque.

Durant les semaines et mois qui suivirent, la hausse de ma courbe de poids est restée faible, j'avais des séances chez un kiné pédiatre à Brive, qui a envoyé mes parents vers le professeur Barthe, son ami pour les rassurer et informer sur la maladie. Lors de l'entretien a son domicile parisien un soir, le Pr Barthe a fixé un rendez-vous le lendemain avec le Pr Lenoir, un pneumo pédiatre spécialisé en muco à Necker. Cet homme et sa fidèle infirmière Marlène ont été pour eux une source d'information, d'humanité et d'espoir pour la vie de leur enfant, qui même si la maladie est à ce jour encore incurable, voit la recherche avancer à grandes enjambées.

À mes 6 mois, mes parents déménagent en Gironde dans la région de St Émilion.

Un nouveau choc à mes quinze mois avec l'apparition du pyocyanique lors d'un rendez-vous à Necker et donc la mise en place d'une cure intraveineuse par Necker, que je débutais à l'hôpital de Libourne pour plus de proximité. La cure se passe bien malgré le choc pour des parents de voir leur enfant avoir des soins lourds.

Les années suivantes ont été plutôt calmes avec des bronchites multiples, mais sans grosses surinfections, et une scolarité normale avec 3 séances de kiné par semaine. Pour résumer je faisais une cure intraveineuse tous les 4 ans jusqu'à l'âge de 16 ans, en faisant 4 jours à l'hôpital puis je finissais à la maison. C'est lors de mon année de troisième, que la muco a pris une place plus importante. À cause d'un état de santé précaire, un enchaînement des surinfections, 15 jours d'antibiothérapie per os et des arrêts de seulement 10jours avant un nouvel épisode, j'avais un VEMS aux alentours de 60 % et des séances de kiné quotidiennes. Je me rappelle durant cette période demander une cure car « je voulais que ça s'arrête, c'était 15 jours et fini », mais malheureusement ce n'était pas judicieux pour les médecins. En fin de troisième lors de l'orientation, j'ai choisi une seconde générale, mais dans la classe souhaitée il y avait un voyage scolaire programmé en Italie durant 15 jours ! L'occasion de ma vie, mais c'était sur sélection, ainsi pour ne pas gâcher mes chances, je gardai secret la maladie et tout l'été je mis tout en œuvre pour être en forme. C'est à ce moment que j'ai subi l'examen médical le plus traumatisant de ma vie : une fibroaspiration, mais fort heureusement efficace sur le plan infectieux. Je pars en Italie et tout se passe très bien. Durant les années 2008 et 2009, j'ai fait 3 cures IV.

Le premier gros tournant dans ma dégradation fut en 2009, une maladie respiratoire peu connue commence à faire la une des médias avec des atteintes sévères, et elle devient vite qualifiée de pandémie mondiale : la grippe H1N1 (ou grippe porcine comme on l'appelait à l'époque). Ni une ni deux, isolement à la maison en prévention, car trop de risque de contamination au lycée. Après 1 mois d'isolement, je retourne à l'école avec un rendez-vous pour le vaccin prévu le samedi, ce jour-là je me réveille à 14h avec 41° de fièvre, et un état respiratoire catastrophique… Je finis à l'hôpital en pneumo adulte de Libourne et le résultat tombe : c'est la fameuse grippe et je revois les images à la TV, de radiographie avec des poumons tout blancs, grand stress… Après une semaine de galère et une grosse perte de poids, j'ai la sensation d'aller mieux, le plateau du midi arrive, mais pas le temps de déguster, car le pneumo arrive en trombe et m'annonce que je vais être transféré en réanimation à Bordeaux ! Le monde s'effondre, le stress est à son paroxysme, et je me vois ne plus jamais revenir, car pour moi, la réa d'après ce que j'en voyais dans les documentaires c'est sans issue. Le médecin du Samu qui a géré le transport a été exceptionnel et m'a rassuré tout du long avec cette phrase que je n'oublierai pas. Moi, le garçon hermétique au sport : « tu pars pour un marathon là-bas, ça va être dur, intense mais surtout long et il faudra être fort sur la distance, mais on en ressort vivant, ne t'inquiète pas ça va bien se passer, soit fort ». Et en effet il aura eu raison, après 72h en réanimation et un compteur de 5h de sommeil cumulé car j'avais interdiction de dormir car je partais en désaturation, me revoici dans ma chambre d'hôpital en pneumo dans mon petit hôpital. Tout de même, cet épisode aura été le premier qui me confrontait de près à la fin programmée par la muco et prendre réellement conscience de ça. À 18 ans dans le service de réa et perfusé dans les deux plis du coude, j'étais totalement dépendant des soignants et je n'étais pas prêt pour ça. J'ai la joie de rentrer chez moi deux semaines plus tard.

Mais cet épisode aura installé définitivement la maladie, avec un VEMS moyen autour des 40 %, des cures IV tous les trimestres, et une erreur à l'époque qui aura été de ne pas faire de réhabilitation respiratoire pour récupérer de cet épisode. Les années d'après auront été d'une stabilité cruelle, mais me permettant de vivre sans contraintes ingérables.

La nouvelle grosse étape aura été lors de mon premier poste en tant qu'opticien en octobre 2014. Un premier CDD de deux mois m'est proposé avant un second de 12 mois si je conviens. Mais je démarre le travail en surinfection et pas le temps de faire une cure, ainsi je force et continue coûte que coûte. Je suis à mon poste avec 40° de fièvre, toux +++ et sous doliprane H24 pour descendre à 39°. Au bout de 4 semaines, je n'ai plus de force, j'ai perdu 20 kg, plus du tout de souffle, je suis au bord du malaise et je stoppe. Je découvre à cette occasion, et pour la première fois de ma vie, un CRCM, en l'occurrence celui de Bordeaux, et j'y suis hospitalisé en urgence. J'arrive à remonter péniblement la pente et ressors de cet épisode avec un souffle autour des 35 %. Mais mes patrons ont vu que j'avais la niaque et je signe mon CDD de 12 mois, une grande joie. Cependant la fatigue, le rythme et l'état précaire, feront que je n'aurai jamais un mois de salaire complet, car des arrêts toutes les trois semaines avec une cure à chaque fois. En décembre 2015, mon job se finit, et je prends du temps pour me refaire une santé. Et c'est à cette période que la première évocation de greffe pulmonaire arrive, mais je ne me sens pas assez dégradé et je repousse un peu plus loin ce moment. Durant un an, malgré du repos, ma santé ne remonte pas et la pression des équipes pour une greffe se fait de plus en plus forte, il faut dire qu'un VEMS autour des 30 % ça ne vend pas du rêve.... Je n'ai pas vraiment de vie à ce moment-là, j'enchaîne les cures de trois semaines, 5/6 fois par an, et je procède à tous les examens du bilan pré-greffe. Mais je ne souhaite toujours pas partir sur une greffe, car je me sens encore en forme, malgré une VNI nocturne qui m'accompagne depuis l'épisode de mon arrivée au CRCM, un poids faible, une toux très présente, et un souffle, au contraire absent, une vie rythmée par les soins et les kinés.

Le dernier gros tournant dans ma vie et qui a été le plus tragique et dramatique aura été en 2016, à la suite d'une surinfection un peu plus virulente, à cause d'une prise en charge compliquée et pas forcément adaptée, mon état chute brutalement. Je suis hospitalisé avec 40° de fièvre, une toux, une ventilation non invasive (VNI) et de l'oxygène nuit et jour. On suspecte en premier lieu une infection de ma chambre implantable percutanée (CIP), et pour mettre ça en lumière, il est fait une fenêtre thérapeutique d'antibiotique. Et là c'est le drame ! Ces 4 jours seulement m'ont été fatals, une dégringolade vertigineuse, une absence de réaction des soignants, une perte de poids jusqu'à descendre à 50 kg pour 1m73, un VEMS plus mesurable, une VNI avec de gros paramètres et beaucoup d'O_2 dessus, et ne plus pouvoir parler. Malgré un arrêt de l'alimentation, de l'hydratation et une mise en position fœtale, j'ai réussi à demander à ma maman de contacter le Pr Burgel qui me suivait à Paris pendant mes études, pour lui expliquer la situation et trouver une solution, et surtout demander un transfert en réanimation. Ce qui est fait 4h plus tard, et ici on m'annonce que je n'ai plus de solution thérapeutique, pas de greffe possible mais qu'ils vont essayer de me stabiliser pour pouvoir être transféré à Cochin en jet pour être listé en Super Urgence (espérance de vie 7 jours max). J'arrive à me stabiliser assez et j'arrive à Cochin 5 jours plus tard. À Cochin, la première chose qui me rassure c'est qu'ils me confirment que je suis greffable. Soulagement et premières lueurs d'espoir. Tout s'enchaîne très vite, un bilan de greffe, pour être listé au plus tôt, mais dans le même temps et après une longue conversation avec le Pr Burgel, je demande un délai pour l'inscription car je sens en moi une chose impalpable, qui me dit que ce n'est pas mon heure et que je vais m'en sortir comme ça… C'est après 7 mois d'hospitalisation en clinique de réhabilitation à Paris, des rendez-vous à Cochin plusieurs fois par semaine puis mois, une cure IV en continu, une prise de poids, et surtout une furieuse envie de revoir ma Gironde et ma famille, que je reviens vivre chez ma mère. Et quel est le bilan de santé à ce moment-là ? Rétrospectivement une catastrophe : un VEMS entre 15 et 20 %, une cure IV 365 j/an, de la kiné ++, de la fatigue chronique ++, une impossibilité de mobilité, la VNI la nuit et l'oxygène notamment à l'effort même si je n'arrive pas à le mettre car trop dur mentalement. Au niveau mental justement ce n'est pas brillant, car après cet épisode, je ne me reconnais plus, que ce soit au niveau physique mais surtout intellectuellement. Moi le gars capable d'avoir un raisonnement abouti, un vocabulaire et une certaine éloquence, je ne suis plus que l'ombre de moi-même. Incapable de tenir une conversation, manquant ses mots en permanence, avec pas mal d'agressivité, une perte de repère et notamment d'avenir. Mais je tiens cet état durant 4 ans… avec même quelques bonnes choses, comme un retour à l'indépendance avec la location d'un appart et le permis.

C'est le 27 décembre que ma vie va basculer : Un appel tant attendu après 2 mois d'espoir, et enfin, il est là, je vois écrit « Rosy Cochin ». Je réponds avec un sourire jusqu'aux oreilles car je me doute déjà de la teneur de l'appel, car pour dire vrai je l'espérais avant Noël en souhaitant que ce serait mon cadeau de Noël de la vie. Eh bien ça aura été deux jours plus tard : Le laboratoire américain a accepté de me donner le nouveau traitement prometteur en ATU : le Trikafta®. Et je ne savais pas encore tout ce que ça impliquerait…

Je démarre le traitement le 18 janvier à 8h, lors d'un conseil des patients de l'association VLM, où j'ai toutes les paires d'yeux de mes copains de galère braqués sur moi, cherchant tous les changements en moi. Pourtant rien ne semble se passer. À 15h j'ai une sensation bizarre qui m'envahit, je respire de l'air frais à travers mon masque, réalité ? autopersuasion ? Le fait est que lors de mon retour de Paris, une fois arrivé devant le quai de Montparnasse et voir que ma voiture était tout au bout du quai… En temps ordinaire, il me fallait 20 minutes pour faire le kilomètre de distance, une dizaine d'arrêts pour récupérer de mes désaturations… Mais ce jour-là j'étais arrivé tard à la gare et je n'avais pas le temps, du coup j'avance en baissant les yeux. Une fois posé dans le train, première surprise je suis en avance, et c'est à ce moment-là que je réalise que je n'ai fait aucun arrêt, que je ne tousse pas et que je suis presque « frais » une fois assis à ma place. En arrivant chez moi je me dis que peut-être il se passe des choses dans mon corps grâce au traitement.

J'avais pris la résolution de noter tous ces changements, impressions dans un journal afin de communiquer dessus. Eh bien je l'ai tenu 3 jours car après je ne notais qu'une chose : « RAS », je ne toussais plus, je respirais mieux, mais toujours les perfs, et la kiné. Lors du premier bilan à 3 semaines de traitement je fais mon premier EFR, le résultat me met en joie mais aussi dans un sentiment bizarre de déception car je n'ai que 30 % de souffle donc « que » +10 %. Mais en relativisant cela fait une hausse de 50 % tout de même et je me rassure en me disant que je peux aller au-delà.

Au bilan des 6 semaines, je me sens au meilleur de ma forme, plus de toux, et surtout j'ai fait une surprise au médecin, j'ai tenté une pause avec les perfs, à la base pour un week-end mais ça fait 2 semaines que ça dure et mon état est inchangé. Le poids est en hausse avec un beau +12 kg sur la balance… alors que j'avais un IMC à 21, il frôle les 25. Le VEMS lui aura été moins enthousiaste : VEMS 25 %. Seul point qui m'est difficile, c'est que ça fait 6 semaines que je dors l'équivalent de 30 min par nuit et encore découpées en 5 fois… les nuits sont difficiles car je n'ai plus du tout de fatigue, je suis une pile électrique. Début février j'arrive pour la première fois en 6 ans à faire une partie de bowling et je vois la perspective de fêter mes 29 ans avec une grande fiesta et un cœur léger. Eh bien non, avec notre ami COVID, le confinement arrive le 13 mars… Et cela implique également un retour sur mon canapé que j'arrivais juste à fuir. Mais je profite du km du périmètre de sortie pour faire de la marche tous les jours, même si c'est encore à allure modérée.

Si je fais donc un point maintenant à 3 ans de Kaftrio®, j'ai au total pris 10 kg, ce qui me va bien, j'ai un souffle entre 25 et 30 % (ce qui reste peu), plus de kiné, j'ai eu 4 perfs depuis le début de Kaftrio®, retrouvé ma joie de vivre et ma niaque, retrouvé mon éloquence, et mes capacités cognitives, car j'ai repris une vie sociale. Trois gros autres grands moments : j'ai refait des projets d'avenir avec la création de ma société de photographie, l'adoption d'une adorable minette et racheter l'appartement que je louais.

Il reste cependant des points moins enviables comme finalement une faible prise de capacité respiratoire, et un état fragile en cas de surinfection, des nuits toujours aussi compliquées et courtes, une hypertension artérielle, un poids qui est limite haut, et cette sensation aussi de ne pas forcément être compris par mon entourage et la société. Car grâce à Kaftrio® ma qualité de vie a indéniablement explosé, mais je garde cet état de santé précaire et les gens ne comprennent pas que les activités physiques ne sont toujours pas pour moi… Le décalage est énorme entre ce que je suis, ce que je vis, ce que je projette sur autrui, ce que je dégage, ce que j'aspire à faire et être, ce que la vie d'adulte non programmé pour vieillir m'impose désormais. Mais je continue de me battre, notamment en renforçant mon implication associative pour défendre les patients sans accès au traitement, mais aussi en modérant l'enthousiasme autour du traitement car celui-ci ne fonctionne pas pour tous, et certains, comme moi, payent leur historique de patient et leurs états précaires passés.

Jessica, 40 ans

Depuis ma naissance, je me bats contre la mucoviscidose, cette maladie génétique qui obstrue mes poumons et ligote mon pancréas. Néanmoins, j'ai eu la chance d'être diagnostiquée très tôt suite à un iléus méconial à deux jours de vie. Cette occlusion de l'intestin grêle a incité le corps médical à en rechercher la cause, à une époque où le dépistage néonatal systématique de la mucoviscidose n'était pas encore généralisé à tout le territoire. Ainsi, une fois le diagnostic posé, j'ai pu bénéficier d'un suivi médical adapté dès mes premières semaines de vie.

Les médecins n'ont pas pris de gants pour annoncer à mes parents que je ne vivrais pas longtemps, et qu'ils ne devaient pas s'attacher à cette petite fille qui n'avait pas d'avenir. Je suis bien contente d'avoir été aimée et choyée (et je le suis toujours !) par mes parents, qui m'ont également transmis l'espoir d'une vie meilleure. Mon quotidien est rythmé par les soins, mais je n'ai rien connu d'autre, alors je l'accepte comme ma normalité.

Tous les jours, je me rends chez le kinésithérapeute pour une séance de kinésithérapie respiratoire. En plus du désencombrement bronchique, il peut également m'aider sur des exercices de posture ou de ventilation de la cage thoracique. L'activité physique fait partie de mon traitement quotidien. J'ai besoin d'une heure minimum par jour. Le plus souvent, je marche. Une fois par semaine, je vais à la danse et à la chorale. Au siècle dernier (!), on n'incitait pas forcément les enfants mucos à faire du sport car on avait peur qu'ils ne puissent pas suivre le rythme, et du coup, j'avais toujours une bonne excuse quand je voulais zapper le cours de sport (mea culpa). Néanmoins, aujourd'hui les recommandations ont changé, car on s'est aperçu que les patients qui maintenaient une activité sportive régulière vivaient mieux (et plus longtemps !).

Chaque mois je fais le plein à la pharmacie de mes médicaments habituels : enzymes pour digérer, vitamines liposolubles, antibiotiques au long cours, aérosols, stylos d'insuline et les aiguilles qui vont avec, broncho-dilatateurs.

Je me rends régulièrement au Centre de Ressources et de Compétences pour la Mucoviscidose (CRCM) où je suis suivie par une équipe pluridisciplinaire. Tous les trois mois, j'ai rendez-vous avec le pneumologue en consultation, pour réaliser des Explorations Fonctionnelles Respiratoires (EFR), pour vérifier une possible infection pulmonaire lors d'un Examen Cyto-Bactériologique de Crachats (ECBC) et pour une auscultation. Je profite de cette visite pour rencontrer les autres spécialistes, soit la diététicienne, la psychologue, l'assistante sociale, l'ostéopathe ou encore le coach sportif.

En dehors du CRCM, tous les six mois, je dois voir la diabétologue (car j'ai développé un diabète de mucoviscidose à mes 28 ans, et je suis depuis traitée par insuline) et l'ORL (car j'ai des problèmes de polypes dans les sinus depuis mes 10 ans).

Une fois par an, j'effectue un bilan à l'hôpital avec prise de sang complète, scanner et/ou radio des poumons, échographie abdominale, test de marche, EFR et audiogramme. J'ai également participé à quelques essais cliniques au centre de recherche du CRCM, ce qui m'obligeait à y aller plus souvent, et surtout à subir plus de prises de sang. Cependant, à travers ces études cliniques, j'avais l'impression de faire avancer la recherche et de me rapprocher d'une vie moins marquée par la mucoviscidose.

Le propre d'une maladie chronique évolutive, c'est qu'elle change au cours du temps (et très rarement en mieux, vous vous en doutez). En ce qui me concerne, les aggravations de mon état sont arrivées au fur et à mesure : la primo-colonisation au *Pseudomonas*, le début des cures d'antibiotiques en intraveineuse, les sinus bouchés par des polypes qui m'empêchent de respirer et de sentir les odeurs, l'implantation d'un cathéter central lorsque mes veines n'acceptaient plus les cures IV, l'apparition du diabète, les fuites urinaires à chaque quinte de toux, les hémoptysies à répétition, les quintes de toux nocturnes qui m'empêchent de dormir, les problèmes articulaires suite à la prise répétée d'antibiotiques, la fatigue chronique, le passage en invalidité pour pouvoir me maintenir en emploi.

Et puis, j'ai reçu la fameuse ordonnance d'exception pour le traitement par Kaftrio® et Kalydeco®. J'étais à la fois excitée et nerveuse, car j'avais du mal à croire que ma santé pouvait s'améliorer. Et pourtant ! Ce précieux sésame m'a permis de récupérer beaucoup de souffle, encore plus d'énergie, et aussi quelques kilos.

Je repense au slogan de l'AFLM des années 1990 : « Vous respirez sans y penser. Moi je ne pense qu'à respirer. » Aujourd'hui, je fais partie de ceux qui respirent sans y penser, grâce à ce traitement révolutionnaire. C'est complètement dingue !

Le changement le plus radical, c'est que la mucoviscidose s'entend beaucoup moins depuis que je suis sous modulateurs. Je ne tousse plus, et je n'ai plus besoin de reprendre mon souffle en déclamant une longue phrase par exemple. Je peux marcher sans être essoufflée, je peux jouer avec mon fils, je peux courir (je me suis même entraînée pour participer à la course relais des Virades de l'espoir), je n'ai plus de quinte de toux.

Mes traitements du quotidien ont évolué, j'ai dû mettre l'accent sur le sport et l'activité physique, et bien évidemment sur l'observance impeccable de la prise de médicaments. Je ne vais plus chez le kiné tous les jours, je n'ai plus besoin de Ventoline en systématique, j'ai baissé mes doses d'insuline (j'ai même pu supprimer l'insuline lente), et, depuis peu, je n'ai plus besoin d'aérosols de sinus (il aura fallu attendre un an après la dernière opération de polypectomie pour nettoyer complètement mes sinus du *Pseudomonas aeruginosa*). Ma dernière ostéodensitométrie montre un certain progrès, à confirmer lors du prochain examen. Mes visites au CRCM se sont légèrement espacées, j'y vais maintenant tous les quatre mois.

Du côté des effets secondaires indésirables, j'ai eu un rash cutané sur tout le corps au début du traitement. J'ai commencé à avoir des boutons rouges sur les pieds et les mollets, puis c'est monté sur les cuisses, les fesses, le dos, les bras, comme si je développais la rougeole. Deux jours plus tard, cet épisode était complètement résorbé et cela ne s'est jamais reproduit ensuite.

Je continue d'avoir besoin de cures antibiotiques de façon occasionnelle, mais les cures de perfusions se sont énormément espacées. Maintenant que je ne tousse plus de façon systématique, je ne souffre plus des quintes de toux nocturne, ce qui est nettement plus agréable, aussi bien pour la tête que pour le repos des autres membres de la famille, et pour mon périnée. Cependant je suis toujours sujette aux hémoptysies, et je n'ai toujours pas trouvé d'élément déclencheur pour les expliquer. Par ailleurs, je regrette d'avoir accepté d'enlever ma chambre implantable sur les conseils du CRCM. Leur argument était qu'il ne valait mieux pas garder un corps étranger devenu inutile pour limiter le risque d'infection. Lorsque j'ai dû subir ma dernière cure IV, le coup a été d'autant plus rude à encaisser.

Pour le reste, j'ai tendance à minimiser certains effets qui me paraissent complètement anecdotiques par rapport au fait de pouvoir respirer sans tousser ! Par exemple la prise de poids, l'alternance continue entre constipation et diarrhée, les épisodes d'insomnies ou les crises articulaires. Mon handicap invisible l'est devenu encore plus car les manifestations de la maladie sont plutôt réservées aux symptômes digestifs, dont je fais peu de publicité.

Changer mon comportement vis-à-vis de la nourriture est un exercice assez périlleux, car j'avais l'habitude de suivre un régime hypercalorique et de me resservir de chaque plat. Aujourd'hui je n'ai plus besoin de manger plus que les autres mais mon cerveau n'a pas pleinement digéré cette information. Moi qui n'absorbais quasiment pas de graisse, j'ai dû me forcer à avaler le gras nécessaire pour que le traitement soit efficace. Le comble : je me suis mise à aimer le fromage ! Par contre je n'ai toujours pas trouvé la dose idéale d'enzymes pancréatiques qui correspond à mon nouveau régime alimentaire.

Au niveau psychologique, c'est paradoxalement difficile de me réjouir d'aller mieux. La psychologue m'accompagne sur ce chemin plutôt perturbant. On m'a tellement habituée à anticiper un état qui va se dégrader au fur et à mesure, que non seulement j'ai du mal à accepter cette amélioration physique, mais je me dis que l'amélioration ne va pas durer. Et surtout, le sentiment de culpabilité est toujours prégnant, car je m'estime privilégiée d'avoir droit à ce traitement réservé à une certaine partie des patients (en fonction de leur profil génétique, de leur âge, de leur condition de non-greffé). Je ne peux pas m'empêcher de penser à ceux qui ne réagissent pas aussi bien que moi au traitement, et je cherche inconsciemment à me racheter. J'ai l'impression que je compense ce regain d'énergie en faisant encore plus de choses qu'avant. Je mets mon énergie au service des autres, à commencer par ma vie de famille, mais aussi mon engagement associatif, ce qui me procure un sentiment d'utilité.

Ce qui est vraiment fabuleux avec ce traitement, c'est que j'envisage maintenant un futur avec la mucoviscidose ! Je me projette complètement sur ma retraite, chose qui ne m'avait jamais semblé un objectif réaliste. Je n'arriverai peut-être jamais à me débarrasser du *Pseudomonas* dans mes bronches, mais il me semble moins nocif qu'avant. En conséquence, j'ai moins peur des contaminations croisées avec mes pairs. (Ce qui n'est pas forcément une bonne chose, car j'ai tendance à changer mon masque moins régulièrement que les recommandations d'usage.)

Peu de temps après avoir commencé le Kaftrio®, je me suis sentie presque invincible, mais ensuite j'ai pris conscience des nouvelles problématiques que j'allais rencontrer en vieillissant avec la mucoviscidose. On a encore peu de recul sur les effets à long terme du traitement, je suis consciente d'avoir plus de risques de développer un cancer du fait de ma pathologie, et puis mon corps a été usé par les antibiotiques à répétition. Certaines choses ne peuvent pas se réparer.

En tout cas, je mets un point d'honneur à fêter dignement chaque événement (dernier en date : mes 40 ans !) et je dis « Merci à la vie » tous les jours ! Je ne doute pas que d'autres traitements vont voir le jour dans les années à venir, jusqu'au moment où on aura définitivement vaincu cette satanée maladie. Le combat continue !

Véronique, 45 ans

En 2020, j'enchaînais les cures intraveineuses toutes les 3 semaines, avec de l'oxygène jour et nuit. L'été, j'ai eu le feu vert pour partir en Corse, mais j'étais encombrée. C'est la première fois qu'il fallait prévoir une livraison d'oxygène sur mon lieu de vacances. Le voyage en avion sans O_2 fut interminable, je respirais très mal. Il était plus que temps que nous arrivions pour que je me rebranche à mon tuyau d'O_2. Malheureusement, c'était de mal en pis malgré l'augmentation du débit. Arrivée le samedi soir, marcher les 20 mètres jusqu'à la plage était une épreuve, et me baigner sans oxygène était une souffrance tant je cherchais mon souffle. J'ai été hospitalisée en urgence le mardi, j'avais 39 °C, mise sous anti-biotiques IV, corticoïdes à haute dose et oxygène.

J'y suis restée une semaine le temps que la température baisse pour que j'aie le droit d'être rapatriée. Pendant le trajet, ils m'ont mis les perfusions d'antibiotiques pour ne pas perdre de doses. Nous sommes arrivés à l'aéroport et ensuite trajet en ambulance vers le CRCM, où nous sommes arrivés à 15h30. J'étais tellement rassurée d'être enfin arrivée car je savais que je serais le mieux suivie possible pour me sortir de cette décompensation soudaine.

Je perdais le moral surtout quand je voyais les résultats spectaculaires du Kaftrio® sur les patients américains et les premiers patients français. Mais je n'étais pas éligible au début, malgré mes 35 % de VEMS, le laboratoire m'a refusé plusieurs fois ce traitement.

Puis après une nouvelle demande auprès du laboratoire Vertex en accès compassionnel en ATU, c'est le 17 décembre 2020 que j'ai avalé mes deux premiers comprimés de Kaftrio®, mes sécrétions s'entendaient enfin, et remontaient sans aucun effort, sans énergie à déployer, sans tousser, tellement fluides comme si j'avais enchaîné 5 aérosols de Pulmozyme® et ce en quantité extraordinaire jour et nuit pendant 48 heures. Moi qui ai toujours eu un mucus particulièrement collant et épais si bien qu'on ne comptait plus le nombre de kinés à dire au bout de 5 minutes : « c'est bon, il n'y a rien ! » or il était bien là impossible à déloger.

J'ai découvert un nettoyage bronchique comme jamais grâce à ces deux premiers comprimés roses ! J'ai été extrêmement surprise par la rapidité et l'efficacité du traitement.

De même, une purge vaginale comme j'en avais été prévenue.

Effets positifs du Kaftrio :

C'est en février que j'ai pu arrêter l'oxygène, les antibiotiques IV et rentrer enfin chez moi après 6 mois. Contrairement à beaucoup de patients, je continuais à cracher. J'ai gardé tous les soins : lavages de nez, aérosols, drainages, ré-entraînement à l'effort (cardio, muscu, mobilité) chez le kiné.

Mais j'ai pu espacer une pause sans cure IV pendant les 6 premiers mois. J'ai seulement eu des antibiotiques per os 2 fois qui ont suffi alors qu'ils n'étaient plus efficaces.

Mon VEMS a augmenté de 35 à 70 %.

Effets indésirables ressentis et mentionnés sur la notice du Kaftrio® :

En revanche, rapidement, j'ai ressenti plusieurs effets indésirables, dont : infection des voies respiratoires supérieures, rhinite, céphalées, vertiges, diarrhée, douleurs abdominales, etc.

Mais il y a eu d'autres effets indésirables que ceux de la notice et communs à plusieurs patients :

- Douleurs polyarticulaires, douleurs musculaires (courbatures et contractures qui ne cèdent pas) et tendinites à de nombreux endroits, crampes jour et nuit, goutte.
- **Règles** fréquentes, abondantes, très douloureuses et épuisantes (tous les 10 à 15 jours, parfois 45 jours) au début du

Kaftrio®. Je suis couchée la veille et pendant les 2 premiers jours, je ne suis pas capable de travailler. C'est handicapant.

- **Rétention d'eau et œdèmes**. La protéine CFTR étant restaurée, les échanges Na/Cl fonctionnent à nouveau, il y a moins de perte de sel, et on retient davantage l'eau.
- **Sécheresse** à différents endroits : peau, yeux, cuir chevelu et cheveux, nez, bouche, vulve-vagin. Ma peau est si sèche que j'ai une escarre bien que je ne sois pas alitée ni toujours assise.
- Vertiges et maux de tête très invalidants qui m'ont empêchée de reprendre mon travail.
- Augmentation mammaire (la prise de poids était décrite dans l'essai clinique, mais j'ai eu une forte augmentation mammaire en peu de temps qui a majoré mes douleurs dorsales).
- Fatigue très handicapante, je dois dormir beaucoup et faire la sieste. J'arrive à faire très peu de choses par rapport à ce que je prévois.

Face à tous ces effets indésirables, mes médecins m'ont proposé de diminuer les doses fin juin 2021 après 6 mois de traitement, ce qui a diminué un peu les douleurs mais je me suis immédiatement ré-encombrée. J'ai essayé, avec leur accord, différents schémas après avoir demandé à réaliser des dosages : inversion des doses, plusieurs schémas de diminution, un jour sur deux… Je crois avoir presque tout testé mais rien n'est idéal dans mon cas ! Je reste donc encombrée avec autant de cures qu'avant et avec des douleurs invalidantes.

Et depuis, j'ai repris le cycle des cures IV de 3 semaines, mais au bout de 3 semaines sans antibiotiques, je monte à 39 °C, et je dois recommencer des perfusions.

Je supporte si mal la température, que je vomis, y compris mes médicaments, je dois donc être hospitalisée pour être hydratée et me voir administrer les antipyrétiques et antibiotiques par perfusions.

Certes, je n'avais plus d'oxygène, mais les antibiotiques étaient en train de tout abîmer : mon microbiote, mon intestin, mes reins, mon immunité…

Je n'ai jamais eu autant de soins et d'examens de ma vie, je passe ma vie à me soigner au lieu de me soigner pour vivre.

Il faut être en forme pour être malade car j'enchaîne 4 rendez-vous médicaux chaque jour, y compris les week-ends.

Malgré l'arrivée du Kaftrio®, je n'ai malheureusement pas pu retravailler depuis septembre 2020… J'aurais voulu pouvoir reprendre une vie plus normale, une vie sociale aussi riche qu'avant, une vie moins centrée sur moi-même, accorder du temps à ma famille extraordinaire et mes précieux amis, jouer pleinement mon rôle de tata mais il n'en est rien… Je passe mon temps à faire des projets, tous s'annulent, se reportent et je décommande car je n'aime pas me montrer diminuée, fatiguée, essoufflée…

Je paie sans doute le fait d'être née trop tôt, trop pressée comme toujours et d'être une « vieille » muco avec des lésions irréversibles pour pouvoir bénéficier pleinement du Kaftrio.

Le dimanche 24 septembre 2023, mon père et moi sommes allés à 3 Virades du Finistère. Je n'étais pas encombrée, je me sentais en forme, pas essoufflée, je n'avais jamais fait autant de sport, je remontais mon VEMS petit à petit... mais le soir au restaurant, contre toute attente, j'ai fait une hémoptysie cataclysmique.

Je me suis réveillée en réanimation, intubée 48 h (3 tuyaux dans la bouche sans pouvoir parler, j'avais une ardoise pour écrire).

La muco reste une maladie sournoise, à tout moment, tout peut basculer. J'ai eu une bonne étoile ce soir-là ! Je m'en souviendrai des Virades 2023… La cause n'a pas pu être identifiée à part cette artère qui devait être dilatée, mais on n'explique pas pourquoi elle a lâché à ce moment-là. « La victoire à portée des mains » pour beaucoup de patients sous Kaftrio® dont la qualité de vie est améliorée, mais pas pour moi ! Ce n'est pas encore pour moi une 2e vie ni une renaissance comme le disent bien des patients. En réa, ils m'ont dit que j'étais une sacrée battante. Ce n'était pas mon heure... J'ai eu une bonne étoile ! Ma mère veille sur moi…

Mon carburant est de croire en la science et la médecine, la future version du Kaftrio et une autre thérapie protéique, génique ou peut-être la greffe cœur-poumons-reins me redonneront peut-être un jour une meilleure qualité de vie.

Yvan, 37 ans

11 février 1986, il tombe quelques flocons en Normandie. Bien à l'abri dans le ventre de ma maman, c'est le moment que je choisis pour découvrir le monde. Un monde qui ne sera plus le même pour ma famille et un monde qui sera le mien car je suis atteint de la Mucoviscidose.

Après 3 semaines de vomissements, diarrhées et bronchites chroniques, les résultats médicaux tombent : c'est la mucoviscidose !! Je viens de naître avec une épée de Damoclès. Cette maladie génétique rare est mortelle. Combien d'années vais-je vivre ? Encore insouciant de ce qu'il m'arrive, l'instinct de survie et l'envie de combattre font également partie de mes gènes. Ma vie sera courte alors je ne perds pas de temps, 9 mois plus tard me voilà debout prêt à découvrir ce monde.

Les soins commencent rapidement, prise de médicaments, séance de kiné-respiratoire quotidienne, un suivi médical au CHRU de Caen avec le Professeur Duhamel, Chef du service pédiatrique et très investi dans le traitement de la mucoviscidose.

J'ai le souvenir d'un homme imposant mais bienveillant, strict mais sympathique. Ma scolarité se passe plutôt bien. Malgré des semaines d'hospitalisations à Caen, je reste intéressé par l'école et fait partie des bons élèves. Je ne me sens pas à part, j'ai beaucoup d'amis et lors de mes absences ils m'envoyaient des dessins que j'affichais à côté de mon lit d'hôpital.

La différence je la ressentais lors des repas. Je ne mangeais pas à la cantine car je devais suivre une alimentation sans matières grasses et je n'avais pas un appétit d'ogre. Pas de charcuterie, pas de fromage, de crème, de pâtisserie… un supplice pour un Normand mais je m'y fais. La famille et les amis de mes parents sont vigilants lorsque nous sommes conviés. Pour certains j'avais de la "chance" d'avoir une assiette différente.

À l'époque, malgré la prise d'extraits pancréatiques (Créon) pour faciliter la digestion et éviter la dénutrition, le Professeur Duhamel m'impose une alimentation sans matières grasses. Ce régime sera remis en cause lors de ma prise en charge par le Dr Laurans à l'âge adulte. Mes repas deviennent normaux à condition d'adapter la prise du Créon.

Autre recommandation du Professeur Duhamel, l'activité physique. Bouger c'est expectorer le mucus présent dans les poumons, limiter les infections, maintenir et améliorer ses capacités respiratoires. J'ai 6 ans, je découvre le football et le tennis, sport fétiche du Professeur mais c'est vers le football que je me tourne. Au-delà d'une passion, le sport devient un allié efficace pour lutter contre la muco. Je considère que le sport m'a permis de vivre plus sereinement. En effet, mes capacités respiratoires chutent et les infections s'enchaînent lorsque je me blesse en 2009 et 2013.

Les années collège se passent très bien, pas d'hospitalisation, c'est le début de l'aérosolthérapie et les séances de kiné passent à 3 par semaine. Je vis presque comme tout le monde jusqu'à mon arrivée au lycée… enfin mon arrivée retardée car je rate la rentrée, je suis de nouveau hospitalisé. Je change de classe afin de me retrouver avec mes amis du collège pour rattraper les cours. Je suis de retour au lycée avec ma perf pour finir ma cure antibiotique. Je sens que les regards changent, surtout avec les filles. À une période où les corps changent, je suis petit et chétif. Je suis moins studieux et je me dirige vers la filière tertiaire et j'obtiens un bac comptabilité et gestion des entreprises. Je poursuis mes études avec le BTS Compta-Gestion. Les cures antibiotiques par intraveineuses sont plus fréquentes et je fais face à une réalité de la mucoviscidose. Cette maladie tue… le chanteur Grégory Lemarchal nous quitte. Combien de temps me reste-t-il ?

J'ai 21 ans et je décide de profiter. Le tabac est interdit dans les lieux publics, je sors avec mes potes de toujours. Je trouve un emploi dans un commerce de ma ville natale et je quitte le cocon familial. Boulot, sport, week-end festif, la fatigue s'installe et ma santé se dégrade.

Je fais la connaissance de Maryline à 26 ans, mon amour. Alors que je n'envisageais pas une vie à deux, nous nous installons ensemble et très vite nous commençons les démarches pour devenir parents. En effet, l'infertilité fait partie des contraintes chez la plupart des hommes et nous procédons à une procréation médicalement assistée.

En 2015 arrive Léonie, un merveilleux cadeau de la vie. L'évolution du régime alimentaire, cité précédemment, me fait passer de 48 kg à 55 kg. Côté médical, je commence un nouveau traitement : Orkambi®. Pas d'évolution pulmonaire. Les cures antibiotiques par intraveineuse s'enchaînent, un éducateur m'aide à reprendre le sport. Je prends la décision d'arrêter de travailler, de me reposer et de m'occuper de ma famille. Léonie est en âge d'être scolarisée, je vais mieux également et je souhaite retravailler. Je reprends une formation de comptabilité et je trouve un emploi à mi-temps dans un commerce et procède à la comptabilité et à l'administratif de celui-ci. Mais les infections reviennent. De nouveau, je quitte mon poste.

Mes journées sont rythmées par les soins, la vie de famille et le sport ; je vais mieux. J'ai 35 ans, j'atteins l'âge moyen de décès des patients muco, j'ai une capacité respiratoire à 65 %. Je considère faire partie des patients en bonne santé. J'entends parler d'un médicament révolutionnaire le Kaftrio® mais je n'ai pas encore accès à celui-ci. Pour le moment il est attribué sous autorisation temporaire d'utilisation (ATU) pour les patients dont l'état de santé se dégrade. J'y vois quelques instants une injustice mais si je ne l'ai pas c'est que je vais bien.

Longtemps éloigné des missions et animations organisées par l'association Vaincre la Mucoviscidose, je décide de me lancer dans un défi sportif à l'été 2020 dans le but de récolter des dons et de sensibiliser sur la maladie. Je pars donc faire le tour de Normandie en vélo en compagnie de mon cousin. 700 km en 9jours, l'événement prend de l'ampleur sur les réseaux sociaux et la presse locale. Il y aura un deuxième défi.

Les gestes barrières liés au COVID ont limité les infections, pas de cures intraveineuses depuis 1 an et demi. Le combat pour l'accès à Kaftrio® s'intensifie et la bonne nouvelle tombe au début de l'été 2021. Hasard du calendrier, une consultation au CRCM était prévue le mardi suivant l'annonce. Le Dr Campbell me prescrit ce médicament aux effets révolutionnaires. De facto, des poumons qui se vident du mucus, un essoufflement et la toux qui disparaissent, une capacité respiratoire qui atteint les 90 % et une énergie incroyable. Wouuuuah ça fonctionne !!!

Septembre 2021, le deuxième défi est lancé, 7 km de course à pied tous les jours pendant 36 jours. J'ai une forme incroyable. Tout le monde est stupéfait, ils ne m'entendent plus tousser, cracher. Je ne suis plus fatigué, je peux jouer avec ma fille sans devoir me reposer.

Je remplace la kiné-respiratoire par de la mobilité et des massages articulaires, je stoppe l'aérosolthérapie et l'assistance respiratoire prescrite quelques années plus tôt pour une désaturation nocturne. Je ne me soucie plus du lendemain, je planifie, j'ai des projets de vie, des projets professionnels, des défis sportifs de plus en plus grands et je m'investis auprès de l'association Vaincre la Mucoviscidose.

Je souhaite me rendre utile, j'ai la chance de bénéficier de Kaftrio®, d'en tirer le bénéfice maximum mais ce n'est pas le cas de tout le monde. Certains arrêtent à cause des effets indésirables, d'autres n'ont pas une mutation compatible et ne peuvent pas accéder à ce traitement tout comme les patients greffés. Et surtout, nous ne sommes pas guéris. Je souhaite donc me battre pour que l'on soit tous égaux.

Printemps 2022, je me lance dans une formation d'éducateur sportif, diplôme que j'ai obtenu cette année qui me permet aujourd'hui d'être éducateur fitness et musculation au sein d'une structure sportive. En parallèle de ce diplôme, je m'entraîne pour ce qui va être mon 3e défi sportif : un IronMan !! Un triathlon de 3,8 km de natation, 180 km de vélo et un marathon (42 km de course à pied). 6 mois de préparation sportive pour 15h d'effort le jour J. C'est une victoire, une épreuve qui fait peur à tout le monde. Je l'ai réalisé.

Les choses qui me paraissaient dures avant me semblent faciles aujourd'hui. Je suis à la recherche de nouveaux projets familiaux, sportifs, le présent est une priorité et dorénavant le futur est envisageable et je continue mon investissement à l'association pour qu'un jour on puisse dire : Nous avons vaincu la Muco.

Chapitre 9

Les pistes pour ce qu'il reste à faire

L'arrivée de la trithérapie a totalement bouleversé le traitement de la mucoviscidose et donné des résultats bénéfiques, en termes de santé et de qualité de vie des patient(e)s, qu'il n'aurait pas été exagéré de qualifier d'inespérés, il y a encore 10 ou 15 ans, y compris par les scientifiques et médecins qui s'intéressent de près à cette maladie. Aujourd'hui, ces traitements concernent tous les malades qui portent au moins une copie de la mutation F508del et même une proportion non négligeable de patient(e)s qui ne la portent pas et bénéficient néanmoins de la trithérapie. Il est raisonnable de penser que leurs résultats cliniques vont encore s'améliorer au fur et à mesure qu'ils seront prescrits de plus en plus précocement. En effet, le principe de prudence (précaution) a d'abord justifié, face au risque d'effets secondaires indésirables, de les réserver d'abord aux malades adultes ; puis, face à leur relative innocuité, de les proposer pour des tranches d'âge de plus en plus jeunes, 12-17 ans d'abord, puis 6-11 ans. Aujourd'hui en France, depuis la fin de 2023 et pour la première fois en Europe, ils concernent les enfants âgés de 2 à 5 ans.

Cependant, nous ne sommes pas encore au bout du chemin, car ces résultats magnifiques ne font pas oublier les malades qui ne sont pas éligibles à la trithérapie et qu'il n'est pas question de laisser sur le bord de la route. On peut estimer qu'en France leur proportion est comprise entre 15 et 20 % des malades.

La trithérapie à visée protéique repose sur la modulation de la protéine CFTR mutée et ne peut donc pas fonctionner en l'absence de protéine. Ainsi, les mutations de classes I sont des mutations de production qui empêchent sa synthèse. Elles concernent environ 15 à 18 % des malades en France et ceux d'entre eux qui ne portent pas la mutation F508del sur l'autre allèle ne peuvent donc pas bénéficier du Kaftrio®.

Ainsi, d'autres stratégies thérapeutiques doivent alors être envisagées. Les thérapies géniques ont pour ambition de corriger le gène

CFTR défectueux à l'intérieur même du noyau cellulaire en utilisant des outils moléculaires modernes, tandis que les thérapies dites de transcrit visent l'ARN messager, par exemple porteur de mutations stop (exemples : G542X ou W1282X) qui induisent un arrêt prématuré de la traduction en protéine. La lettre X représente ici un codon stop prématuré, ou PTC pour Premature Termination Codon.

- Thérapie génique

La découverte d'un gène unique, *CFTR*, à l'origine de la mucoviscidose en 1989 a suscité de grands espoirs. Les recherches sur une thérapie génique qui permettrait idéalement de corriger le gène et de guérir la maladie définitivement se sont d'abord concentrées sur l'intégration d'un gène *CFTR* sain au génome. Malheureusement, il est rapidement apparu qu'un tel traitement est extrêmement difficile, car il doit cibler des cellules épithéliales respiratoires déjà différenciées qui ont du mal à intégrer le vecteur du gène. De nouveaux vecteurs plus performants sont à l'étude, capables de transporter de plus longues séquences d'ADN, et optimisés pour minimiser les réactions immunitaires.

D'autres stratégies visent à réparer spécifiquement la fraction d'ADN muté, en utilisant la technologie CRISPR/Cas9 (*clustered regularly interspaced short palindromic repeats/CRISPR-associated protein*9). Le système utilise un ARN guide (ARNg), qui inclut une séquence variable de 17 à 20 nucléotides complémentaires de la séquence cible. La nucléase Cas9 coupe les deux brins d'ADN à l'endroit spécifié, rendant possible l'édition du génome. D'autres approches projettent « d'éditer » l'ADN (c'est-à-dire qu'on modifie l'endroit spécifique de la mutation) sans le couper, ce qui diminue l'occurrence des modifications hors cible (autres gènes) qui sont sources d'inquiétude.

L'objectif ultime de la thérapie génique est de corriger la mutation dans des cellules souches, c'est-à-dire les cellules « originales » qui vont ensuite se différencier dans le tissu. Une fois reprogrammées en cellules basales respiratoires, elles seraient administrées par aérosol pour ensemencer les voies respiratoires, où elles se différencieraient pour reformer l'épithélium. De nombreux obstacles restent cependant à surmonter pour cette thérapie dite cellulaire, notamment pour réunir les conditions nécessaires à la greffe de telles cellules basales dans leur niche spécifique.

- Thérapie de transcrit

Les thérapies de transcrit se focalisent sur l'ARN messager (ARNm) présent dans le cytoplasme, s'affranchissant ainsi de l'étape délicate de pénétration dans le noyau. Cette stratégie a bénéficié de toutes les avancées enregistrées avec le vaccin contre le COVID. L'hypothèse que la délivrance d'un ARNm non muté dans la cellule permettrait la synthèse de CFTR normal, indépendamment de la mutation, a été vérifiée au laboratoire. Dans la mucoviscidose, les premiers essais cliniques de phase II ont démontré l'absence de toxicité et la bonne tolérance de ces thérapies, mais elles étaient malheureusement dénuées d''efficacité clinique. Il existe beaucoup d'efforts sur cette stratégie et des essais vont être réalisés très prochainement.

Des approches d'édition de l'ARNm, utilisant la technologie CRISPR associée à la nucléase Cas13, sont également envisageables dans le but de corriger spécifiquement les bases d'ARN mutées, mais les recherches n'en sont encore qu'au stade préclinique.

- Thérapie de translecture « anti-STOP »

Les mutations non-sens entraînent une absence totale ou une fabrication partielle de la protéine CFTR. Elles incluent notamment les mutations non-sens caractérisées par la présence de l'un des trois codons stop prématurés (PTC) : UAA, UAG ou UGA. Elles sont associées à des phénotypes plus sévères, qui se manifestent dès l'enfance. La présence de ces PTC conduit à la dégradation des transcrits mutés et si malgré tout il en persiste un peu pour initier la synthèse, la fabrication d'une protéine tronquée qui sera éliminée. Des inducteurs de translecture, permettant des « infidélités de lecture » du code génétique, sont à l'étude pour éluder le PTC et permettre la synthèse de la protéine, il s'agit alors en quelque sorte de « brûler un codon stop » pour ensuite poursuivre la route. Les antibiotiques de la famille des aminoglycosides, comme la gentamycine sont connus depuis longtemps. Leur mécanisme d'action supposé est la modification de la conformation du ribosome pour permettre que la lecture des ARNm puisse être continuée [33]. Si l'acide aminé qui est inséré en lieu du codon stop n'affecte pas la structure de la protéine, celle-ci est alors fonctionnelle. Synthétisées en nombre suffisant, les protéines peuvent permettre la restauration de la fonction CFTR à l'échelle du tissu et de l'organisme. ELX-02, dérivé des aminoglycosides, semblait avoir un effet intéressant sur les organoïdes intestinaux avec la mutation stop G542X, mais une étude de phase 2 n'a pas confirmé le bénéfice clinique. Certaines molécules, comme des ARN de transfert (qui amènent les acides aminés sur site pour la synthèse protéique) pourraient aussi court-circuiter ce signal stop. Ils sont actuellement à l'étude.

- Oligonucléotides antisens

Cette stratégie va être testée en essai clinique très prochainement. Elle est très prometteuse. Les oligonucléotides antisens (ASOs) synthétiques sont de petits fragments d'ADN conçus pour se lier spécifiquement à l'ARNm cible. Leur petite taille permet leur passage à travers le mucus ce qui évite l'utilisation de véhicule d'administration. Ils ciblent principalement le 2e grand groupe des mutations de classe I : les mutations d'épissage qui perturbent la maturation des ARNm dans le noyau et conduisent le plus souvent à des décalages du cadre de lecture et à des PTC. Cette stratégie s'est déjà avérée efficace dans l'amyotrophie musculaire spinale et la dystrophie musculaire de Duchenne. Dans la mucoviscidose, des résultats *in vitro* encourageants ont été obtenus notamment sur des cellules respiratoires primaires portant le variant 3849+10kB C>T. Un essai clinique chez les patients porteurs de cette mutation devrait bientôt être initié.

- Autres approches envisagées

Le dépistage néonatal de la mucoviscidose offre en outre, depuis maintenant plus de 20 ans en France, une opportunité pour la mise en place très précoce d'une surveillance microbiologique des poumons des patients. Ces contrôles seraient primordiaux, puisque nous savons que le pronostic vital de la maladie est étroitement lié au statut respiratoire des malades. Les découvertes récentes sur le microbiote[1] pulmonaire ouvrent désormais la voie pour définir de nouveaux modes de traitement, qui pourraient s'appliquer à l'ensemble des patients atteints de mucoviscidose, indépendamment cette fois de leur profil génétique.

Contrairement à l'affirmation longtemps enseignée en médecine, un poumon sain n'est pas dénué de microbes. La maturation du microbiote pulmonaire, avec lequel les sujets sains vivent en symbiose, intervient dans les 2 à 3 premières semaines de la vie (2 à 3 ans pour le microbiote intestinal). Il se caractérise par sa très grande biodiversité, considérée aujourd'hui comme le marqueur d'une bonne santé pulmonaire. Les pathologies respiratoires chroniques à composante inflammatoire, telles que l'asthme et la mucoviscidose, sont marquées par une diminution de cette biodiversité. Dans la mucoviscidose, la très grande densité bactérienne favorise la dysbiose[2] pulmonaire, car l'augmentation des bactéries pathogènes se fait au détriment des populations de bactéries utiles et importantes pour la santé du poumon. La reprogrammation du microbiote pulmonaire pourrait ainsi constituer une voie thérapeutique nouvelle, à condition que l'intervention puisse être opérée suffisamment tôt dans la vie, c'est-à-dire avant que le déséquilibre du microbiote ne soit trop important. De plus, le microbiote intestinal pourrait avoir dans cette situation un pouvoir prédictif dans la mucoviscidose, car des variations au niveau pulmonaire peuvent être anticipées en analysant les variations au niveau digestif (axe poumon – intestin). Ces démarches s'inscrivent dans le cadre de la médecine « 4 P » : prédictive, préventive, personnalisée, participative. Un 5e « P » pour précision pourrait s'y ajouter.

L'efficacité clinique des modulateurs de CFTR ouvre la voie à l'efficacité clinique de toute nouvelle stratégie qui restaure l'expression de la protéine. Le slogan de l'association américaine est désormais « personne ne doit rester sur le bord de la route ». Elles illustrent les interactions fortes entre les laboratoires académiques, les industries pharmaceutiques, les associations et les autorités de

---

[1] Ensemble des microorganismes qui vivent dans un environnement spécifique (intestin, poumon…).

[2] Perturbation du microbiote.

santé qui permettent cette révolution en marche. Ces avancées ne seront plus bientôt certainement de la science-fiction et permettent d'envisager que, si elles sont débutées précocement, la mucoviscidose ne soit plus une maladie mortelle.

Chapitre 10

Revue des principales données socio-démographiques et de leurs évolutions récentes

Les données chiffrées de cette revue sont pour la plupart extraites de l'édition 2022 du Registre Français de la Mucoviscidose (www.registredelamuco.org) qui est géré et produit chaque année sous la responsabilité de l'association Vaincre la Mucoviscidose (VLM). Elles sont destinées à montrer les aspects principaux de la réalité de la mucoviscidose aujourd'hui en France, tout en soulignant les évolutions, positives pour la plupart, observées au cours des années les plus récentes.

Le registre 2022 recense 7743 malades, dont 62,5 % sont des adultes (patients âgés de 18 ans et plus) et 37,5 % des enfants. En 2012, ces proportions étaient respectivement de 49,3 et 50,7 %, puis de 55,8 et 44,2 % en 2017. La proportion des patients adultes a plus que triplé en 25 ans et, depuis 2013, leur nombre est devenu supérieur à celui des enfants. De même, entre 2012 et 2022, la proportion des malades âgés de plus de 40 ans est passée de 7,4 à 17,3 %. Parmi les 7743 patients recensés en 2022, 11 % d'entre eux ont subi une transplantation d'organe(s), le plus souvent pulmonaire.

Le nombre des malades recensés en 2022 (7743), ramené à la population globale de la France (67,8 millions), permet de déterminer une prévalence de 11,4 malades pour 100 000 habitants. En 2012, elle était de 9,3 pour 100 000. Cette augmentation nette de la prévalence, sur une période de 10 ans, est très vraisemblablement imputable à un recensement de plus en plus exhaustif des patients, mais aussi à l'accroissement de leur espérance de vie. Elle n'est pas liée à une augmentation de l'incidence sur cette période. Ces chiffres de prévalence globale, à l'échelle de la France, ne doivent pas masquer le fait que des disparités territoriales existent, avec des prévalences très élevées comme dans les Départements du Finistère et de la Seine-Maritime et des régions moins touchées comme le sud-ouest du pays.

L'âge moyen des malades est aujourd'hui de 25,2 ans, en progression de 5,1 ans sur la dernière décennie ; l'âge médian[1] est de 23,3 ans. Les malades les plus jeunes sont âgés d'un mois et le plus vieux de 87,6 ans. Les femmes sont sous-représentées (47,6 %), ce qui témoigne encore d'un pronostic vital plus défavorable que celui des hommes, mais cette différence semble s'estomper progressivement au fil des années.

Le taux de survie à 25 ans dans la cohorte des patients nés pendant la période 1992-96 est de 88,6 %, contre 93,4 % (plus 4,8 %) pour la cohorte née 5 ans plus tard entre 1997 et 2001, c'est-à-dire avant la généralisation du dépistage néonatal et l'apparition des thérapies utilisant les modulateurs de CFTR. Cette différence entre les deux groupes est statistiquement très significative.

Sur le plan génétique, 83 % des patients portent la mutation principale F508del, dont 41 % sous forme homozygote : F508del/F508del, alors que 42 % sont des hétérozygotes composites : F508del/autre mutation. La mutation non-sens G542X est la deuxième la plus fréquente, avec 5,5 %. La troisième est la mutation N1303K, avec 4,3 %, dont les malades qui en sont porteurs semblent aujourd'hui éligibles au traitement par Kaftrio®. Seulement 18 mutations sont présentes au niveau national à des fréquences égales ou supérieures à 1 %. Une proportion d'environ 10 % des patients ont au moins une mutation non-sens (classe I, type G542X) et 3 % au moins une mutation qui affecte la probabilité d'ouverture du canal CFTR (classe III, type G551D).

Si on considère les patients malheureusement décédés, on note que sur les dix dernières années (2012-2022), environ 60 % d'entre eux avaient précédemment subi une transplantation, c'est-à-dire qu'il s'agissait de malades atteints de forme graves et proches de la phase terminale, pour lesquels la transplantation représentait la dernière chance de survie. De ce point de vue, la diminution drastique du nombre des transplantations qui était proche de 100 en moyenne annuelle entre 2015 et 2019, amorcée en 2020 (53), confirmée en 2021 (31 transplantations, dont seulement 17 pulmonaires) et en 2022 (23 dont 15 pulmonaires), suite à l'arrivée de la trithérapie Kaftrio®, représente un motif supplémentaire

[1] Âge qui sépare la population en deux groupes de même effectif.

d'espoir. L'âge moyen au moment du décès était de 44,2 ans (médiane : 40,8 ans), le patient le plus jeune avait 21 ans et le plus âgé en avait 82. On constate que l'année 2022 est la première où l'âge médian au décès dépasse 40 ans.

Les patients sont suivis dans 47 CRCM qui maillent le territoire national, dont 17 sont exclusivement pédiatriques, 14 uniquement adultes et 16 mixtes.

Sur le plan social, 46,5 % des femmes et 53,3 % des hommes âgé(e)s de 18 à 65 ans exercent une activité professionnelle en 2022 ; dont 93 femmes et 285 hommes travaillent dans les domaines agricole, de l'artisanat ou ouvrier. Il faut noter que 23,7 % des femmes et 20,2 % des hommes n'exercent aucune activité particulière. Ces proportions ont baissé, par rapport à 2021, de 5,1 % chez les femmes et 3,2 % chez les hommes. Parmi ces inactifs, pour l'anecdote, 124 patients sont retraités (82 femmes et 42 hommes). Ces chiffres correspondent à 89,4 % des femmes et 89,0 % des hommes adultes dont la situation professionnelle est connue.

Dans la tranche d'âge 18-25 ans, 58,6 % des femmes et 52,4 % des hommes suivent des études supérieures (BTS, Université ou Grandes Écoles).

Parmi les patients adultes, 56,1 % des femmes et 46,7 % des hommes vivent en couple, alors que, respectivement, 25,5 et 29,7 % vivent seuls, tandis que 16,6 et 21,9 % vivent avec leurs parents.

Au cours des dix dernières années (2012-2022), 719 débuts de grossesse ont été déclarés chez des patientes atteintes de mucoviscidose, et ont abouti à 490 naissances[1]. Si, au cours des années 2012-2020, le nombre annuel de grossesses déclarées était assez stable, avec une moyenne de 57,5, ce chiffre a bondi à 100 en 2021 et 108 en 2022. On peut y voir l'un des effets de l'amélioration de la santé de ces jeunes femmes, suite à l'arrivée du Kaftrio®. Cette prise de conscience d'un regain de fertilité chez les patientes se traduit également par une augmentation des recours à la contraception. De même, en 2022, 33 hommes atteints de mucoviscidose,

[1] Ce dernier chiffre est sous-estimé, car au moment du recueil des données de 2022, les issues de certaines grossesses n'étaient pas encore connues.

très souvent considérés comme stériles, ont pu, notamment grâce à l'aide médicale à la procréation, accéder à la paternité.

L'estimation de l'espérance moyenne de vie à la naissance des patients atteints de mucoviscidose, qui n'était que de 6 mois en 1938, au moment de la première description de la maladie, et n'atteignait péniblement que 7 ans en 1960, a franchi, depuis 2015 en France, la barre des 50 ans, et cela en l'état actuel des traitements et donc sans présager des progrès qui sont encore à venir.

Devant le constat de ces progrès encourageants, et pour certains encore inespérés il y a quinze ans, il faut souligner l'importance du rôle joué par les associations de lutte contre la mucoviscidose et par les patients eux-mêmes, aujourd'hui majoritairement adultes.

Les associations, en particulier en France Vaincre la Mucoviscidose et Gregory Lemarchal, contribuent fortement, par leur soutien financier, à la recherche et à l'amélioration des soins dans les CRCM qui manquent de moyens et de personnels soignants.

Les patients contribuent aussi à de formidables progrès, en étant partie prenante dans les débats sur l'amélioration des soins et en participant aux essais cliniques.

CONCLUSION

L'histoire, qui est évidemment toujours en marche, ne connaît jamais de conclusion. Par contre, quand nous savons les regarder, elle nous offre de précieuses leçons pour aider à préparer au mieux sa propre suite : l'avenir.

L'histoire de la mucoviscidose n'échappe pas à cette règle, et il s'en dégage quelques principes forts qui doivent continuer, aujourd'hui et demain, à guider celles et ceux qui, suivant souvent leur passion, dans leurs laboratoires, leurs services hospitaliers, souvent les deux, constituent une communauté internationale informelle (The « CF community »), unie et bien résolue à vaincre un jour la mucoviscidose. Cette communauté s'est aujourd'hui ouverte aux familles touchées et aux malades qui sont désormais, pour la majorité d'entre eux, des adultes.

Le premier de ces principes, qu'on pourrait résumer par avoir confiance dans la Science et la Médecine, est sans doute qu'il ne faut jamais céder au désespoir, au découragement et à l'abandon devant une maladie grave, complexe, rare et non contagieuse ; car même si elle ne constitue pas une réelle menace sanitaire pour notre société, elle représente la préoccupation quotidienne de plusieurs milliers de familles et d'individus dans notre pays. Que serait-il advenu, en effet, de la lutte contre la mucoviscidose sans la détermination des rares pionniers qui, dans les années 1950, ont refusé de baisser les bras devant les innombrables difficultés et ont ainsi contribué, 20 ans plus tard, au tournant positif vers la recherche d'une stratégie globale de prise en charge des malades ? Que de chemin parcouru depuis !

Un second principe, qui peut sembler à première vue être l'inverse du précédent, est de ne pas céder à l'euphorie et à l'extrapolation hasardeuse devant une avancée, quelle qu'elle soit, en gardant simplement présent à l'esprit que le chemin qui reste à parcourir sera probablement semé d'embûches. Il doit en être ainsi, pour éviter de créer de faux espoirs au sein de la communauté, à la fois forte et fragile, des familles et des malades.

Une autre leçon importante qui nous vient de l'histoire récente de la mucoviscidose est celle de la nécessaire et fructueuse liberté d'initiative, qui n'existe évidemment pas sans quelques moyens financiers pour l'exercer, en matière de recherche et de développement. Il s'agit, en d'autres termes, du respect et de la reconnaissance de l'intime conviction que peuvent avoir acquis, par leur expérience notamment, des acteurs de la recherche. Si la preuve médicale de l'intérêt de toute innovation en matière de Santé est bien sûr une nécessité, elle ne saurait constituer systématiquement un préalable obligatoire à sa mise en œuvre, pour peu que celle-ci respecte les principes incontournables d'innocuité et d'acceptabilité. Sur ce point, l'exemple du dépistage néonatal systématique de la mucoviscidose est très révélateur, car il n'a jamais pu être statistiquement démontré avant sa généralisation qu'il serait bénéfique. Seules quelques expériences locales, souvent fondées sur l'intime conviction de leurs promoteurs, ont su le faire et contribué ainsi à sa mise en place généralisée, qui a permis, avec le temps, d'apporter la preuve de ce bénéfice.

En effet, les pionniers des premières expériences, ne disposant *a priori* d'aucune preuve médicale tangible, se fondaient sur l'intime conviction que le diagnostic précoce ne pouvait qu'apporter, sans nuire, un bénéfice aux patients. Il leur était évidemment impossible d'anticiper l'ampleur de ce bénéfice intuitivement supposé et il leur fallait, au passage, refuser de respecter l'une des dix conditions, datant il est vrai de 1968 et jamais révisées, qui déterminent le choix, au niveau international, des maladies susceptibles d'être dépistées à la naissance dans le cadre d'un programme de Santé publique : l'existence d'un traitement simple et définitivement efficace, condition évidemment non remplie au début des années 1980 et même encore aujourd'hui. Aucune de ces expériences pilotes, prise isolément, n'était en mesure de démontrer, sur des bases épidémiologiques et bio-statistiques irréfutables, l'ampleur, la nature et les limites du bénéfice ainsi apporté aux patients par le diagnostic précoce enfin généralisé.

Finalement, après 20 ans de controverses et de débats animés, les décisions d'extension du dépistage néonatal de la mucoviscidose ont fini par être prises au début du 21e siècle à partir d'un faisceau d'indications positives et convergentes, mais dont aucune ne constituait à elle seule une preuve scientifiquement démontrée. Ce n'est que le développement rapide du dépistage néonatal, au cours de la première décennie de ce siècle, qui a permis, par l'accumulation des expériences, de confirmer le bien-fondé de la démarche et prévenir toute éventualité d'un retour en arrière.

Au passage, sans en être le seul catalyseur, la généralisation du diagnostic précoce à l'échelle mondiale a changé les modes de prise en charge des patients et renforcé la prise de conscience de la nécessité du développement d'approches thérapeutiques innovantes capables de relever le défi de la correction du défaut primaire de la mucoviscidose, en intervenant dès le plus jeune âge possible, c'est-à-dire à un stade où les lésions pulmonaires sont encore absentes ou, à défaut, restent réversibles.

Une autre leçon à tirer, s'il en est encore besoin, des progrès enregistrés au cours des 50 dernières années, est la puissance et l'efficacité d'une approche globale et pluridisciplinaire, que ce soit au niveau de la recherche ou à celui de la prise en charge des malades au quotidien. Les progrès sont souvent à trouver dans les zones de frottement entre les différentes disciplines, cette remarque incluant évidemment les Sciences humaines et sociales.

Enfin, cette histoire souligne bien le côté obsolète de la hiérarchisation (réversible selon les discours), parfois encore utilisée à tort, entre recherche fondamentale et recherche appliquée. La recherche est un continuum qui va des indispensables études fondamentales à l'application au service de l'humain ; aucune approche n'est plus noble qu'une autre, tant qu'elle est utile.

Sans être encore parvenus au bout du chemin, que nous aurons peut-être le bonheur de voir un jour, nous commençons à observer grâce à l'approche pharmacogénétique des résultats particulièrement encourageants et porteurs d'espoir. Mais cette voie thérapeutique n'est pas la seule envisageable. Ne faisons pas de pronostics inutiles sur la distance qui nous sépare du but, mais ayons confiance dans le progrès, même s'il ne nous paraît jamais assez rapide.

RÉFÉRENCES BIBLIOGRAPHIQUES

[1]. Andersen DH. Cystic fibrosis of the pancreas and its relation to celiac disease : a clinical and pathological study. Am J Dis Child 1938 ; 56:344-399.

[2]. AndersenDH, Hodges RC. Celiac syndrome V. Genetics of cystic fibrosis of the pancreas with consideration of the etiology. Am J Dis Child 1946 ; 72:62-80.

[3]. Di Sant'Agnese PA, Darling RC, Perera GA, Shea E. Abnormal electrolyte composition of the sweat in cystic fibrosis: Clinical significance and relationship to the disease. Pediatrics 1953 ; 12 : 549-563.

[4] Shwachman H, Kulczycki LL. Long-term study of 105 cystic fibrosis patients. Am J Dis Child 1958 ; 96:6-15.

[5]. Crozier DN. Cystic fibrosis: a not so fatal disease. Pediatr Clin North Am 1974; 21:935-948.

[6]. Szaff M, Hoiby N, Flensborg EW. Frequent antibiotic therapy improves survival of cystic fibrosis patients with chronic *Pseudomonas aeruginosa* infection. Acta Paediatr Scand 1983; 72:651-657.

[7]. Valerius NH, Koch C, Hoiby N. Prevention of chronic *Pseudomonas aeruginosa* infection in cystic fibrosis by early treatment. Lancet 1991 ; 338:725-726.

[8]. Knowles MR, Gatzy JT, Boucher RC. Increased bioelectric potential difference across respiratory epithelia in cystic fibrosis. N Eng J Med 1981; 305:1489-1495.

[9]. Quinton PM. Chloride impermeability in cystic fibrosis. Nature 1983 ; 301:421-422.

[10]. Rommens JM, Iannuzzi MC, Kerem B-S, Alon M, Rozmahel R, Grzelczak Z et al. Identification of the cystic fibrosis gene: chromosome walking and jumping. Science 1989 ; 245:1059-1065.

[11]. Riordan JR, Rommens JM, Kerem B-S, Alon M, Rozmahel R, Grzelczak Z et al. Identification of the cystic fibrosis gene: cloning and characterization of the complementary DNA. Science 1989 ; 245:1066-1073.

[12]. Kerem B-S, Rommens JM, Buchanan JA, Markiewicz D, Cox TK, Chakkravarti A et al. Identification of the cystic fibrosis gene: genetic analysis. Science 1989 ; 245:1073-1080.

[13] Serre JL, Simon-Bouy B, Mornet E, Jaume-Roig B, Balassopoulou A, Schwartz M et al. Studies of RFLP closely linked to the cystic fibrosis locus throughout Europe lead to new considerations in populations genetics. Hum Genet 1990 : 84 : 449-54.

[14] Morral N, Bertranpetit J, Estivill X, Nunes V, Casals T, Gimenez J et al. The origin of the major cystic fibrosis mutation (ΔF508) in European populations. Nat Genet 1994 : 7 : 169-75.

[15] Fichou Y, Génin E, Le Maréchal C, Audrézet MP, Scotet V, Férec C. Estimating the age of CFTR mutations predominantly found in Brittany (Western France). J Cystic Fibrosis 2008, 7, 168-173

[16]. Crossley JR, Elliott RB, Smith PA. Dried blood spot screening for cystic fibrosis in the newborn. Lancet 1979 ; i:472-474.

[17]. Heeley AF, Heeley ME, King DN, Kuzemko JA, Walsh MP. Screening for cystic fibrosis by dried blood spot trypsin assay. Arch Dis Child 1982; 57:18-21.

[18]. Wilcken B, Brown AR, Urwin R, Brown DA. Cystic fibrosis screening by dried blood spot trypsin assay: Results in 75,000 newborn infants. J Pediatr 1983 ; 102:383-387.

[19]. Travert G, Duhamel JF. Dépistage néonatal systématique de la mucoviscidose par dosage de la trypsine immunoréactive sanguine. Bilan de 80 000 tests. Arch Fr Pédiatr 1983 ; 40 : 295-298.

[20]. Ramsey BW, Davies J, McElvaney NG, Tullis E, Bell SC, Drevinek P, et al. A CFTR potentiator in patients with cystic fibrosis and the G551D mutation. N Eng J Med 2011; 365:1663-1672.

[21]. Davies JC, Wainwright CE, Canny GJ, Chilvers MA, Howenstine MS, Munck A, et al. Efficacy and safety of Ivacaftor in patients aged 6 to 11 years with cystic fibrosis with a G551D mutation. Am J Resp Crit Care Med 2013; 187:1219-1225.

[22]. Davies JC, Cunningham S, Harris WT, Lapey A, Regelmann WE, Sawicki GS, et al. Safety, pharmacokinetics and pharmacodynamics of Ivacaftor in patients aged 2-5 years with cystic fibrosis and a CFTR gating mutation (KIWI) : an open-label, single-arm study. Lancet Resp Med 2016; 4:107-115.

(23]. Wainwright CE, Elborn JS, Ramsey BW, Marigowda G, Huang X, Cipolli M, et al. Lumacaftor – Ivacaftor in patients with cystic fibrosis homozygous for the Phe508del CFTR. N Eng J Med 2015; 373:220-231.

[24]. Milla CE, Ratjen F, Marigowda G, Liu F, Waltz D, Rosenfeld M. Lumacaftor/Ivacaftor in patients aged 6 – 11 years with cystic fibrosis and homozygous for F508del - CFTR. Am J Resp Crit Med 2017; 195:912-920.

[25] Lopez A, Daly C, Vega-Hernandez G, MacGregor G, Rubin JL. Elexacaftor/tezacaftor/ivacaftor projected survival and long-term health outcomes in people with cystic fibrosis homozygous for F508del. J Cyst Fibros 2023 : 22 : 607-614

[26] Boyle MP, Bell SC, Konstan MW, McColley SA, Rowe SM, Rietschel E, et al. A CFTR corrector (lumacaftor) and a CFTR potentiator (ivacaftor) for treatment of patients with cystic fibrosis who have a phe508del mutation: a phase 2 randomised controlled trial. Lancet Respir Med 2014 2(7): 527-38

[27] Heijerman HGM, McKone EF, Downey DG, Van Braeckel E, Rowe SM, Tullis E, et al. Efficacy and safety of the elexacaftor plus tezacaftor plus ivacaftor combination regimen in people with cystic fibrosis homozygous for the F508del mutation: a double-blind, randomized, phase 3 trial. Lancet 2019 : 394(10212) : 1940-48.

[28] Middleton PG, Mall MA, Drevinek P, Lands LC, McKone EF, Polineni D, et al. Elexacaftor-Tezacaftor-Ivacaftor for cystic fibrosis with a single Phe508del allele. N Engl J Med 2019 : 381(19) : 1809-19.

[29] Mall MA, Brugha R, Gartner S, Legg J, Moeller A, Mondejar-Lopez P, et al. Efficacy and safety of Elexacaftor/tezacaftor/ivacaftor in children 6 through 11 years of age with cystic fibrosis heterozygous for F508del and a minimal function mutation: a phase 3b, randomized, placebo-controlled study. Am J Respir Crit Care Med 2022; 206(11) : 1361-69.

[30] Uluer AZ, MacGregor G, Azevedo P, Indihar V, Keating C, Mall MA, et al. Safety and efficacy of vanzacaftor-tezacaftor-deutivacaftor in adults witn cystic fibrosis: randomized, double-blind, controlled, phase 2 trials. Lancet Respir Med 2023; 11(6) : 550-62.

[31] Dreano E, Burgel PR, Hatton A, Bouazza N, Chevalier B, Macey J, et al. Theratyping cystic fibrosis patients to guide elexacaftor/tezacaftor/ivacaftor out-of-label prescription. Eur Respir J 2023 ; 62(4) : 2300110. doi : 10.1183/13993003.00110-2023. PMID: 37696564

[32] Taylor-Cousar JL, Jain R. Maternal and fetal outcomes following elexacaftor-tezacaftor-ivacaftor use during pregnancy and lactation. J Cyst Fibros 2021; 20(3) : 402-406

[33] Djumagulov M, Demeshkina N, Jenner L, Rozov A, Yusupov M, Yusupova G ; Accuracy mechanism of eukaryotic ribosome translocation. Nature 2021 ; (7889) : 543-46.

ANNEXE 1

COURTE HISTOIRE DE LA GÉNÉTIQUE

Le mot génétique provient du grec et fait référence à la notion de génération et au rôle de géniteur. Une des branches de la génétique, la génétique mendélienne, s'intéresse à l'étude de la transmission des caractères héréditaires entre les parents et leur descendance.

De fait, il est courant d'attribuer la « paternité » de la génétique à Gregor Mendel (1822-1884), même si le mot lui-même n'a fait son apparition dans le vocabulaire scientifique qu'en 1905, avec le biologiste William Bateson (1861-1926).

Gregor Mendel, moine autrichien, s'était intéressé à la transmission des caractères morphologiques au sein de générations successives d'une espèce végétale : les plants de pois qu'il cultivait dans le jardin de son monastère.

En publiant les résultats de ses études en 1866, Mendel espérait vraiment susciter un vif intérêt, mais il n'en fut rien dans l'immédiat et il fallut attendre le tout début du 20e siècle pour que ses lois sur l'hérédité soient redécouvertes et qu'en 1902, Bateson montre qu'elles s'appliquent aussi bien aux animaux qu'aux espèces végétales.

Entre temps, le Suisse Friedrich Miescher (1844-1895) réussit en 1869 à isoler l'ADN, qu'il nomme « nucléine » et dont il ignore évidemment la structure moléculaire.

En 1902, simultanément mais indépendamment, Theodor Boveri (1862-1915) et Walter Sutton (1877-1916) proposent que les chromosomes, découverts en 1879, seraient les supports des gènes. Sutton observe, en particulier, que la séparation des chromosomes correspond bien avec la théorie de Mendel. C'est la théorie chromosomique de l'hérédité, qui sera confortée en 1911 par Thomas Morgan (1866-1945), Prix Nobel de médecine 1933, qui a apporté la preuve définitive que les gènes sont portés par les chromosomes dans le noyau cellulaire. Les chromosomes sont formés de protéines et d'acides nucléiques. Plusieurs expériences, menées en 1944, démontrent que c'est l'ADN qui porte l'information génétique.

Mais Thomas Morgan démontre aussi l'existence des mutations, c'est-à-dire de modifications dans cette information génétique, à partir des résultats de ses travaux sur des drosophiles.

La véritable naissance de la génétique moléculaire se situe en 1953, avec la présentation du modèle en double hélice de l'ADN par James Watson et Francis Crick, qui ont su tirer profit des travaux de Maurice Wilkins et Rosalind Franklin.

Mais passer de la structure de l'ADN, puis de celle de l'ARN à leur signification précise nécessitera encore un énorme travail collaboratif pour décrypter le code génétique, c'est-à-dire comprendre enfin le lien entre l'ordre d'enchaînement des bases A, T, C et G dans les parties codantes de l'ADN, ou des bases A, U, C et G dans l'ARNm, avec celui de l'ordre des acides aminés dans la protéine qui en résulte.

La compréhension du code génétique va permettre de passer du langage des acides nucléiques à celui des protéines, des codons, ensembles ordonnés de 3 nucléotides parmi les 4 possibles, à leur traduction en acides aminés constitutifs des protéines.

Cependant, la génétique moléculaire se heurtait encore à un obstacle de taille, car, pour analyser un gène, il fallait d'abord l'isoler du génome entier, c'est-à-dire extraire un fragment de quelques centaines à quelques milliers de paires de bases, d'un ensemble énorme qui, pour le génome humain, représente 3,3 milliards de paires de bases.

Cet objectif nécessita, au début des années 1970, la mise au point de plusieurs outils technologiques qui permirent de développer le génie génétique. Parmi ces outils, on peut citer notamment les endonucléases de restriction, enzymes qui permettent de couper l'ADN à des endroits précis de sa séquence, la technique de Southern pour visualiser des fragments d'ADN après séparation électrophorétique par hybridation avec des sondes complémentaires ou encore les méthodes de séquençage de l'ADN qui, depuis leur apparition en 1975 avec Frederick Sanger (1918-2013), n'ont cessé de s'accélérer, de se miniaturiser et de s'informatiser, permettant aujourd'hui avec le Next Generation Sequencing (NGS) de connaître la séquence d'un gène en moins de 24 heures.

Grâce à ces nouveaux outils technologiques, il est devenu possible en 1989 d'envisager de pouvoir décoder les 3,3 milliards de paires de bases du génome humain, pour y identifier les gènes, comprendre, dépister et tenter de soigner des maladies génétiques rares.

C'était notamment l'objectif du Human Genome Project (HGP) qui a permis de rassembler des laboratoires de plusieurs pays, dont la France. L'objectif fixé de séquençage complet du génome humain a finalement été atteint en 2003 et a permis de préciser que le nombre total de gènes y est d'environ 20 000.

ANNEXE 2

HISTOIRE RÉSUMÉE DE LA THÉRAPIE GÉNIQUE

On peut définir la thérapie génique comme l'utilisation d'un matériel génétique (ADN ou ARN) en guise de médicament. Son objectif est de remplacer ou de corriger un gène défectueux dans un organisme vivant, mais malade.

Les premières recherches sur l'application de la thérapie génique ont débuté au début des années 1970 et les premiers résultats positifs ont été observés environ une trentaine d'années plus tard.

Le premier essai d'une thérapie génique chez l'être humain date de 1995, avec le traitement d'un patient atteint d'immunodéficience sévère type ADA (déficit en adénosine désaminase), grâce à l'injection de cellules souches et de lymphocytes génétiquement modifiés.

Avec la variante *in vivo* de la thérapie génique, le produit de traitement peut être introduit directement dans la circulation sanguine et atteint alors l'ensemble de l'organisme. Il peut aussi n'être apporté que dans une zone spécifique à traiter. Dans la thérapie génique *ex vivo*, le produit peut être mis en présence d'un échantillon de cellules du patient, qui sont prélevées, cultivées et traitées avant d'être réinjectées aux malades. C'est cette option qui, par exemple, a été utilisée avec succès en 2000 par l'équipe du Professeur Alain Fischer, à l'Hôpital Necker-Enfants malades, pour le traitement des « bébés bulles » atteints d'immunodéficience sévère.

La thérapie génique représente un espoir de traitement pour de nombreuses maladies génétiques, mais aussi, de plus en plus, pour des cancers ou des maladies neurodégénératives.

Dans sa version classique, la première mise en application, celle du remplacement d'un gène anormal, elle nécessite d'utiliser un vecteur (d'origine virale ou synthétique) qui a pour rôle d'envelopper et protéger l'ADN ou l'ARN médicament et de le transporter dans les cellules cibles. Cette phase est assez difficile à réaliser, en particulier lorsqu'il s'agit de délivrer le matériel génétique à l'intérieur du noyau cellulaire. Selon le type de vecteur choisi, le matériel génétique ainsi apporté peut s'intégrer ou pas dans le génome des cellules traitées. Quand c'est le cas, l'insertion est dite réplicative, avec l'avantage d'une expression stable sur le long terme.

Si cette thérapie génique classique permet d'introduire un gène sain dans l'organisme, elle ne permet évidemment pas de corriger une mutation à l'origine d'une maladie génétique. Cela fait partie des limites qui empêchent une utilisation plus étendue. De plus, quand la mutation entraîne un gain de fonction, l'introduction d'un gène sain est bien sûr inefficace pour traiter la maladie.

Mais, en alternative au « simple » remplacement d'un gène défectueux par un gène sain, il existe aujourd'hui la possibilité de la réparation du gène dysfonctionnel avec le système CRISPR-Cas 9.

Il s'agit ici probablement de l'une des plus formidables découvertes de la science fondamentale du début du 21e siècle. Cette technologie d'édition génétique constitue une sorte de paire de ciseaux moléculaires, équipée d'un système de guidage particulièrement précis, constitué d'un ARN guide relié à l'enzyme Cas 9, qui permet de localiser une séquence d'ADN indésirable puis, soit de la couper, soit de la remplacer par une autre séquence.

Cette découverte, qui remonte au mois d'août 2012, est due à l'américaine Jennifer Doudna et à la française Emmanuelle Charpentier et leur a valu de recevoir le Prix Nobel de chimie en 2020. Elle a permis un changement radical d'approche de la thérapie génique, en passant de l'introduction d'un gène modifié chez le malade (remplacement) à la correction d'un gène dysfonctionnel (réparation). De plus, comme c'est souvent le cas dans la vie courante, la réparation se révèle moins coûteuse que le remplacement. En offrant la possibilité de modifier l'ADN de n'importe quel organisme, y compris humain, le système CRISPR-Cas 9 représente un véritable tournant dans la biomédecine moléculaire.

Environ 2000 essais cliniques de thérapie génique ont été menés ou sont en cours depuis 1989, dont 65 % en cancérologie et 11 % pour des maladies monogéniques. Des succès ont commencé à être enregistrés, notamment pour les maladies monogéniques où la thérapie génique permet de proposer une solution de traitement. C'est par exemple le cas pour l'amyotrophie spinale infantile, maladie neuromusculaire caractérisée par une faiblesse et une atrophie des muscles et la dégénérescence progressive des neurones moteurs, pour laquelle une thérapie génique est désormais possible et s'avère d'autant plus efficace qu'elle est mise en place précocement. Cette situation nouvelle a d'ailleurs, en France, conduit la Haute Autorité de Santé (HAS) en 2024 à préconiser le dépistage néonatal systématique de l'amyotrophie spinale qui est la seconde maladie génétique à transmission autosomique récessive la plus fréquente après la mucoviscidose.

De même, pour la drépanocytose, maladie monogénique dont le dépistage néonatal est devenu systématique en France métropolitaine depuis le 1er novembre 2024, un patient atteint d'une forme particulièrement grave a reçu avec succès un traitement de thérapie génique en 2016.

Enfin, il existe de nombreux essais dans le domaine de l'oncologie où la thérapie génique permet de donner au système immunitaire la capacité de détruire les cellules tumorales.

Annexe 3

Histoire de la transplantation d'organes

par le Dr Xavier Riaud[1]

Définitions (selon le *Dictionnaire de l'Académie nationale de Médecine*, 2021)

- Greffe : Opération qui consiste à prélever des cellules, un tissu ou un organe sur un donneur pour les introduire chez un receveur pour pallier une perte de substance ou remplacer un organe défaillant.

- Transplantation : Opération chirurgicale réalisant l'insertion dans un organisme humain d'un organe ou d'un fragment de membre appartenant au même organisme ou à un autre de même espèce.

- Autogreffe : Greffe dont le greffon est prélevé sur l'individu qui le reçoit. La première autogreffe est attribuée à von Walther (1782-1849), ophtalmologue et chirurgien allemand, en 1820. La popularisation de l'autogreffe est due à un chirurgien américain, Albee, qui publia un livre sur les techniques d'autogreffe osseuse en 1915.

- Allogreffe : Greffe de tissus ou transplantation à partir d'un donneur génétiquement différent de la même espèce animale. La première allogreffe est réalisée chez un enfant par McEwen à Glasgow en 1879 et, chez un adulte, par Poncet (1848-1913), chirurgien militaire français, à Paris en 1887.

- Xénogreffe : Greffe provenant d'un sujet d'une espèce différente. La première xénogreffe (bovin) est attribuée à Percy (1754-1825), chirurgien militaire de la Grande Armée vers 1800.

L'os est le tissu humain le plus greffé. La greffe osseuse est une des plus anciennes greffes de tissus. Les diverses mythologies

---

[1] Membre libre de l'Académie nationale de Chirurgie, Membre titulaire de l'Académie nationale de Chirurgie dentaire, Médaille de vermeil du Conseil national de l'Ordre des Chirurgiens-dentistes.

donnent peu d'exemples de transplantation. Par contre, ce n'est pas le cas des légendes chrétiennes qui en foisonnent.

Au IIIe siècle, deux frères jumeaux d'origine arabe, Côme et Damien, exercent gratuitement la médecine dans une ville de Cilicie, une région de l'actuelle Syrie. Pour diffuser la foi chrétienne dont ils se réclament, les deux saints dispensent gratuitement leur art, aux hommes et aux animaux. Saint Côme et saint Damien, aujourd'hui saints patrons des chirurgiens, ont réalisé la première allogreffe de jambe au Ve siècle apr. J.-C. La scène de ce miracle a été immortalisée par une peinture (circa 1510) par Fernando del Rincón (1450-1517), exposée au musée du Prado à Madrid. Le sacristain, atteint de gangrène, opéré aurait survécu avec une nouvelle jambe prélevée chez un Éthiopien (Trèves, 2014).

Saint Éloi, au Ve siècle, aurait réimplanté les pattes d'un cheval après les avoir ferrées.

Au XVIe siècle, Gaspare Tagliacozzi Trigambe (1545-1599), médecin italien, réalise des greffes de peau totale à partir de lambeaux brachiocéphaliques. En 1869, Jaques-Louis Reverdin (1842-1929), un chirurgien suisse, réussit la première greffe de peau. En 1890-1895, Sydney Ringer (1835-1910), physiologiste et pharmacologiste anglais, met au point le liquide qui portera son nom. C'est liquide isotonique administrable en perfusion, qui permet aussi la conservation d'un organe isolé (France ADOT, sans date). Le 7 décembre 1905, Eduard Konrad Zim (1887-1944), un ophtalmologue autrichien, réussit la première greffe de cornée à Prague (France ADOT, sans date). En France, c'est Louis Paufique (1899-1981), le chirurgien ophtalmologue lyonnais, qui revendique la première greffe de cornée en 1937 (Badet et al., 2021).

Selon Bonnichon & Fontaine (2018), il y a quatre écueils à éviter pour réaliser une bonne greffe. Un cinquième point s'avère une conséquence de toutes ses avancées médicales : le programme de transplantation en France (organisation médico-juridique et mise en place).

1- La vascularisation ;
2- Le rejet ;
3- Le prélèvement du greffon
4- Le traitement du rejet chronique.

1- Alexis Carrel (1873-1944) développe les anastomoses vasculaires au début du XXe siècle, en 1902 plus exactement. Il s'entraîne chez une couturière professionnelle pour suturer des vaisseaux de petite taille. Cela lui vaut de recevoir le prix Nobel de médecine en 1912. Cela résout en partie le problème de la vascularisation. Mathieu Jaboulay (1860-1913), le chef de service de Carrel alors en formation à Lyon, réalise une xénogreffe en transplantant un rein de chèvre au pli du coude d'une jeune femme atteinte d'une insuffisance rénale terminale en 1906. Il réitère son geste le 9 avril. Les deux patientes décèdent (Germain, 2013). En 1908, Carrel effectue la première autotransplantation rénale sur une chienne. Elle fonctionne. Il recommence avec le cœur et la thyroïde (Badet et al., 2021).

2- Au début du XXe siècle, les découvertes médicales s'enchaînent. Karl Landsteiner (1868-1943), biologiste et médecin autrichien, découvre les groupes sanguins (prix Nobel 1930). Charles Richet (1850-1935), médecin physiologiste français, comprend l'anaphylaxie (prix Nobel 1913) et Paul Ehrlich (1854-1915), immunologiste et pharmacologiste allemand, le complexe antigène-anticorps (prix Nobel 1908). La phagocytose est mise en évidence par Ilja Illitch Metchnikov (1845-1916), un médecin immunologiste russe. Il reçoit le prix Nobel en 1908. Après la Grande Guerre, bien que Lloyd Felton (1885-1953), immunologiste américain, soit parvenu à expliquer *« la purification des anticorps à partir du sérum »* et John Marrack (1886-1976), médecin militaire anglais, *« la théorie de la reconnaissance spécifique d'un antigène par un anticorps »*, il y a un ralentissement certain. En 1933, un chirurgien russe Yuri Voronoy (1895-1961) découvre que le rejet d'une greffe est d'origine immunologique. Il s'essaie à une transplantation allogénique qui échoue : la patiente transplantée décède des suites de l'opération (Bonnichon & Fontaine, 2018).

Après 1945, concernant le rejet de greffe, Peter Gorer (1907-1961), immunologiste anglais, isole l'antigène H-2 de la souris qui constitue le premier antigène d'histocompatibilité (MHC major histocompatibility complex). À ce sujet, Peter Medawar (1915-1987), médecin biologiste britannique, et Thomas Gibson (1915-1993), chirurgien plastique écossais, comprennent l'importance et le rôle des cellules immunitaires. En 1948, Astrid

Fagraeus (1913-1997), médecin immunologiste suédoise, définit les anticorps comme étant produits dans le plasma sanguin par les lymphocytes B. En 1949, Frank Macfarlane Burnet (1899-1985), médecin virologue australien, et Frank Fenner (1914-2010), également médecin virologue australien, publient leur hypothèse d'une tolérance immunologique confirmée par Jacques Miller (né en 1931), médecin immunologiste franco-australien, avec l'élimination des lymphocytes T autoréactifs dans le thymus. Burnet et Fenner reçoivent le prix Nobel de médecine en 1960. Ces connaissances offrent de nouvelles perspectives. La mise au point d'un rein artificiel permet d'envisager un nombre croissant de greffes. Vrai modèle expérimental, l'émission d'urine est pourtant la preuve immédiate du succès de ladite greffe (Bonnichon & Fontaine, 2018). En 1947, David M. Hume (1917-1973), médecin américain, transplante clandestinement un rein sur une femme atteinte d'insuffisance rénale aiguë. Le rein a fonctionné un temps suffisant qui a suffi pour que ceux de la patiente se remettent à fonctionner. Le rein a été placé dans la fosse iliaque. Sa proximité avec les vaisseaux iliaques a facilité les anastomoses et c'est cette technique qui prévaut encore aujourd'hui. En 1951, Richard Lawler (1895-1982) de l'hôpital Little Company of Mary dans l'Illinois aux USA a greffé un rein issu d'un patient décédé à une femme malade. Elle a continué à vivre pendant 6 mois. En 1952, l'équipe de l'hôpital Necker (Jean Hamburger (1909-1992), chirurgien néphrologue français greffe le rein d'une mère à son fils de 16 ans qui, victime d'un accident du travail, avait perdu son rein unique. L'adolescent survit 21 jours. Mais, la presse s'empare de l'événement. La question de l'histocompatibilité est alors soulevée. En 1954, à Boston aux USA, Joseph Murray (1919-2012) réussit une transplantation chez deux vrais jumeaux. C'est une première. En France, Jean Dausset (1916-2009), médecin immunologiste, découvre le système HLA en 1958, véritable carte d'identité génétique de tout être humain. Il reçoit le prix Nobel de médecine en 1980 pour cela. Cette avancée permet à tous les chirurgiens de comprendre pourquoi leurs transplantations aboutissent inexorablement à un rejet de greffes. La nécessité d'une compatibilité HLA entre un donneur et un receveur s'avère indispensable (Bonnichon & Fontaine, 2018). Dausset et Hamburger collaborent d'ailleurs en

1962 à la réalisation d'une greffe histocompatible (France ADOT, sans date).

3- En 1959, Maurice Goulon (1919-2008), médecin réanimateur français, associé à Pierre Mollaret (1898-1987), médecin infectiologue et neurologue également français, publie un article dans la *Revue neurologique* qui définit la notion de « coma dépassé », un stade médical où il n'y a aucun retour possible pour un malade. Le décret du 24 janvier 1958 change le terme de « coma dépassé » en « mort cérébrale ». Les chirurgiens comprennent aussitôt l'opportunité qui s'offre à eux et une multitude de greffons deviennent alors accessibles. Les premiers traitements immunosuppresseurs apparaissent dans le même temps. En 1960, deux Français, René Kuss (1913-2006), chirurgien urologue, et Marcel Legrain (1923-2003), médecin néphrologue, greffent trois patients sans lien de famille. Deux ont survécu 18 mois. Aux USA, à la même époque, David Hume (déjà cité) effectue la première greffe accompagnée d'un traitement immunosuppresseur. Le patient survit 21 mois (Bonnichon & Fontaine, 2018).

Les chirurgiens du monde entier innovent et s'intéressent alors aux autres organes. Ainsi, en 1963, Thomas Starzl (1926-2017), chirurgien américain transplanteur réalise la première greffe de foie. La même année a lieu la première greffe mondiale pulmonaire effectuée par James Hardy (1918-2003), autre chirurgien américain transplanteur. Elle est effectuée chez un condamné à mort atteint d'un cancer des poumons. Le même fait, en 1964, la première xénogreffe cardiaque avec un cœur de chimpanzé chez un receveur humain qui survit 90 minutes (France ADOT). En 1966, la première transplantation de pancréas sur un patient insuffisant rénal et diabétique aboutit à Minneapolis. Deux chirurgiens américains en sont les auteurs : Richard C. Lillehei (1927-1981), spécialiste des transplantations, et William Kelly (1922-2006), médecin physiologiste et transplanteur. En 1967, Christiaan Barnard (1922-2001), un chirurgien cardiaque sud-africain, fait la une de tous les journaux du monde. Il est en effet le premier à effectuer une transplantation de cœur humain. Elle fonctionne 18 jours. En 1968, le 27 avril, Christian Cabrol (1925-2017), chirurgien cardiaque, fait la même chose en France, avec moins de succès puisque le patient ne survit que 2 jours. C'est une première en Europe. Malgré des progrès considérables dans la mise au point des liquides réfrigérés, il n'existe pas, au début des années 1970, de traitement antirejet fiable et de qualité. Les échecs demeurent trop nombreux (Bonnichon & Fontaine, 2018).

4- En 1954, le laboratoire Wellcome découvre les premiers immunosuppresseurs susceptibles d'éviter le rejet d'un greffon (France Adot, sans date). En 1970, au sein d'échantillons ramenés de Norvège isolés par le laboratoire Sandoz en Suisse, sont découverts des métabolites avec une action antifongique. Ils sont appelés « cyclosporine ». En 1971, elle entre dans le laboratoire de Jean-François Borel (né en 1933), microbiologiste et immunologiste belge. C'est en 1972 que ses propriétés immunosuppressives sont découvertes (Bonnichon & Fontaine, 2018). Borel la rend absorbable et publie à l'international sur ses effets en 1976 (France ADOT, sans date). Elle est commercialisée en 1982 et voit le nombre de greffes se multiplier par 10 en moins de 6 années. En 1987, Roy Caln (né en 1930), chirurgien transplanteur anglais, réussit la première greffe mondiale cœur-poumon-foie.

Ainsi, tous les chirurgiens du monde ont joué un rôle essentiel dans la transplantation d'organes, soit en tant qu'acteurs directement impliqués dans les innovations techniques et chirurgicales relatives aux transplantations elles-mêmes, soit en tant qu'acteurs secondaires par les innovations qu'ils ont pu apporter dans les spécialités chirurgicales connexes et les divers protocoles en usage qui ont pu avoir des répercussions sur l'acte chirurgical de transplantation lui-même.

<u>Références bibliographiques</u> :

Académie nationale de Médecine, *Dictionnaire de l'Académie nationale de médecine*, Paris, 2021.

Badet Lionel, Morelon Emmanuel & Martin Xavier, « Jean-Michel Dubernard, pionnier de la Médecine », in *Lyon capitale*, 2021 ; 15 : 1-36.

Bonnichon Philippe & Fontaine Marine, « Histoire des greffes et des transplantations d'organes », in *Revue Histoire des Sciences médicales*, 2018 ; LII (4) : 493-498.

Dubernard Gil, communication personnelle, 19/05/2023.

France ADOT, « Histoire de la greffe », in *www.france-adot.org*, sans date.

Germain Michel, *Alexis Carrel, un chirurgien entre ombre et lumière*, L'Harmattan (éd.), Collection Médecine à travers les siècles, Paris, 2013.

Trèves Richard, « La première greffe d'un membre : une histoire de peinture », in *Hegel*, 2014 ; 4(4) : 394-395.

Postface

Le livre que vous avez entre les mains est plus qu'une mise à jour du précédent ouvrage de Georges Travert, retraçant notamment les évolutions liées aux derniers traitements protéiques. C'est un exercice salutaire dans le domaine de la médecine surtout dans le cadre d'une maladie rare, mortelle et pour l'instant incurable comme la mucoviscidose. À l'heure où cette terrible maladie connaît des évolutions positives, il est bon de prendre du temps pour faire un point sur le chemin qui a été réalisé. Ce récit met en avant une incroyable histoire humaine et scientifique. Lire ces pages, c'est mesurer combien la résilience de l'humain est extraordinaire devant l'adversité.

Résonne en moi un terme décrivant un état affectif puissant qui est utilisé dans le livre c'est la « passion ». À mon sens il faut être passionné pour étudier une pathologie rare et y consacrer sa carrière. Il faut être passionné pour mettre en place des démarches scientifiques comme le dépistage néonatal. Il faut être passionné pour croire le bien fondé et l'extrême pertinence de ce choix malgré de l'opposition. Enfin, il faut être passionné pour transmettre si brillamment à tous, l'histoire de cette maladie mais surtout des femmes et des hommes qui l'ont étudié, qui l'étudient et qui l'étudieront encore. Et donc, c'est passionnant de lire le récit de ce combat contre un adversaire si fascinant.

La pluridisciplinarité est une des clés de la prise en charge de la mucoviscidose. Cela est évident dans une pathologie touchant un nombre important d'organes et avec des symptômes si variés. D'ailleurs en France les Centres de Ressources et de Compétences de la Mucoviscidose (CRCM) répondent à ce besoin. Mais l'équipe n'est complète qu'avec la participation du patient et de ses représentants. Depuis 1965, Vaincre la Mucoviscidose a été au rendez-vous des grandes dates de l'histoire de cette maladie avec les équipes de recherche et médicales.

En 1989 avec la découverte du gène *CFTR* et les espoirs fous suscités notamment via la thérapie génique. En 2002 avec la généralisation du dépistage néonatal en France dont Georges Travert est l'un des grands acteurs. Rappelons-le ce dépistage fut mis en place alors que les traitements étaient uniquement axés sur les symptômes de la maladie. Gageons que le dépistage néonatal sera en toute vraisemblance un des grands enjeux du 4e plan national maladies rares.

Dans la tête de mes prédécesseurs et du corps médical, la mise en place du dépistage néonatal ne pouvait pas donner toute sa puissance sans bénéficier par la suite d'un suivi médical adapté. De cette idée naissent les CRCM, puis une filière de soins (la filière maladie rare CFTR). Ce chaînage remarquable a fait de la mucoviscidose la pathologie ayant creusé le sillon de la prise en charge actuelle des maladies rares et de la création du 1er plan maladies rares. Depuis 2002 le nombre de patients répertoriés est passé de près de 3800 à 7700 avec une augmentation du nombre de patients adultes de 1500 à 4600, preuves indéniables de l'amélioration de la situation.

Pendant près de quinze ans, l'amélioration des soins s'est fortement axée sur la montée en régime des CRCM, la structuration de la filière et surtout pour les patients le renforcement des soins à domicile, l'amélioration des molécules administrées par nébulisation, des techniques en kinésithérapie et bien entendu du renforcement de la greffe pulmonaire qui a sauvé des centaines de patients et qui est toujours l'opération ultime de survie. Mais rappelons qu'une greffe n'est pas synonyme de guérison, mais bien qu'il s'agit d'une évolution de la pathologie. Vivre en maintenant en bonne santé son greffon tout en continuant de souffrir de la mucoviscidose pour les autres organes. Et si une statistique devait rester à l'esprit c'est celle-ci. En 2022 sur les 56 patients atteints de mucoviscidose décédés, 41 étaient transplantés.

En 2012 un nouveau type de traitements arrive. Il s'agit des modulateurs de CFTR. Pour l'expliquer simplement, les échecs successifs de la recherche sur la thérapie génique ont fait naître l'idée de, non pas agir sur le gène responsable de la mucoviscidose mais sur son résultat, la création de protéine CFTR qui est imparfaite dans le cadre de la maladie. C'est sur la base notamment de travaux réalisés à Nice par le professeur Pascal BARBRY et financés par l'association que cette voie s'ouvre.

Ainsi en 2012, une première thérapie entre dans la vie de quelques dizaines de patients porteurs d'une mutation très spécifique (G551D). Les résultats sont spectaculaires avec une amélioration de la fonction respiratoire de 15 points. L'idée est donc de passer d'une population représentant environ 2 % des malades au contingent le plus important représenté par la mutation F508del avec 83 % des patients concernés.

Le traitement inventé est une bithérapie. L'évaluation de l'amélioration de la fonction respiratoire est moins spectaculaire et disons-le faible (+ 4 points). Ce résultat entraîne pour notre pays une incroyable difficulté de négociation entre le laboratoire et la France pour que ce traitement soit pris en charge par la solidarité nationale. Après près de 5 ans d'une interminable attente, un accord fut enfin trouvé. L'association avait mis en demeure les différentes parties de trouver une solution avant que soit mise sur la place publique la perte de chance pour les patients. Ce dénouement tardif permettait enfin à l'avenir d'être en marche.

Cet évènement est l'arrivée d'une trithérapie. Les différents essais montraient des résultats spectaculaires comparables à ceux connus par les G551D. Indéniablement l'attente était immense et les résultats tout de suite confirmés par les premiers retours via les réseaux des patients américains qui ont obtenu le traitement dès octobre 2019. L'accord entre le laboratoire et la France fut obtenu en juin 2021 pour les porteurs de la mutation F508del dans un immense moment de joie, de larmes et d'émotions pour toute la communauté touchée par la maladie. Je me souviens d'une phrase de Jean-Philippe, patient greffé (et qui pourtant n'est pas concerné par le traitement) : « Aujourd'hui j'ai un souffle à 200 % ». Entre temps 500 patients très dégradés avaient pu obtenir le traitement en bénéficiant d'une Autorisation Temporaire d'Utilisation avec des résultats inédits. Par contre des milliers attendaient dans l'angoisse le jour de la commercialisation. L'attente fut longue. Près de 300 jours entre la date de la validation par l'Europe et l'accord français. Suffisamment long pour faire douter et donc nous contraindre une nouvelle fois à menacer de mettre sur la place publique cette insoutenable attente pour les patients et leurs familles.

Depuis ce jour plusieurs extensions ont été réalisées avec les plus marquantes pour les jeunes malades de 6/11 ans, puis de 2/5 ans. Aussi la France se démarque en devenant leader mondial en taux de prescription de la trithérapie grâce à l'obtention d'un cadre de prescription compassionnelle à destination de porteurs de mutations rares. Ces derniers ne devaient pas bénéficier à l'origine du traitement. Ainsi plusieurs centaines de patients supplémentaires ont pu tester le traitement. Si une efficacité est démontrée, ils peuvent obtenir sa prescription.

La photo de la mucoviscidose en France en 2022 issue du registre français de la mucoviscidose (piloté par l'association) est sans équivoque sur l'impact de la trithérapie en France. La confirmation de l'amélioration de la fonction respiratoire avec pour marqueur le plus important une baisse de 90 % du nombre de greffes des poumons réalisées chaque année. La diminution de la charge des soins les plus lourds est une réalité avec une diminution de 60 % des cures d'antibiothérapie par intraveineuse. Enfin je ne boude pas mon plaisir lorsque nous pouvons voir que le nombre de grossesses de patientes a presque doublé depuis l'arrivée de la trithérapie. J'en suis heureux mais…

Deux familles de mutations ne sont pas éligibles aux traitements. Les porteurs de mutations dites « stop » et les mutations d'épissages sévères. Ces mutations entraînent l'absence de production de protéine. Or, le traitement est efficace uniquement sur une protéine mutée. Une autre population ne peut bénéficier massivement du traitement, il s'agit des patients greffés pulmonaires. La balance bénéfices/risques est moins positive, du fait de l'absence d'effet sur des poumons sains et de risques d'interactions avec les anti-rejets. Enfin nous manquons clairement de recul sur le traitement, sa tolérance et son efficacité à long terme. L'étude des différents effets secondaires constatés dont des risques d'effets sur la santé psychologique de patients. Beaucoup de travail reste à mener pour en connaître tous les secrets.

Alors la lutte contre la mucoviscidose continue. L'association demeure pleinement engagée dans le financement de la recherche avec une priorité marquée pour les patients non bénéficiaires de la trithérapie. Le combat est notre ADN et nous n'arrêterons que lorsque nous aurons vaincu.

Après ces mots, je me permets de poser le stylo du président de Vaincre la mucoviscidose et son écriture très institutionnelle pour sortir de ma trousse celui du malade.

Dans mes pensées demeure le souvenir de quelques pages d'un journal intime. Celui qu'écrivait mon père depuis ma naissance et surtout depuis l'apparition des premiers symptômes digestifs et pulmonaires jusqu'au couperet du diagnostic. Le traumatisme vécu par mes parents transpire à travers l'encre couchée sur ces feuilles légèrement jaunies par le temps. Connaissant celui qui les a rédigées, j'y vois deux objectifs, le premier c'est d'arriver à évacuer les émotions générées par cet ouragan. Le second c'est de structurer sa pensée et ainsi affronter avec pragmatisme ce qui s'annonce être l'horreur. À ma première lecture de ces pages voici près de 20 ans, je lisais un nom pour la première fois, celui du professeur Georges Travert. Il a fallu du temps pour que je saisisse tous les tenants et aboutissants du paragraphe où était écrit le nom de cette personne.

Pour le « vieux » patient de 42 ans que je suis, je mesure chaque jour la chance d'être né à Cherbourg en Basse-Normandie à l'époque où le professeur réalisait en Normandie ses protocoles de dépistage, vingt ans avant la généralisation du dépistage néonatal en France. Je ne sais mesurer l'impact en années de vie gagnées avec cette prise en charge précoce de ma mucoviscidose. Chanceux d'avoir eu un pédiatre très compétent, le Docteur Marc Barré dont le hasard organisa une rencontre fortuite lors d'une foire aux vins. Plus d'une heure à discuter de nouvelles mais aussi de banalités. Mais surtout l'émotion de finalement avoir pu être toujours « présent » pour pouvoir vivre cette rencontre.

Enfin quand je vois un jeune « muco » qui le plus souvent a l'insouciance de son âge, jouant à divers jeux, courant, etc. je mesure plus que jamais combien les progrès ont été vertigineux en quelques décennies. D'autres malheureusement sont plus sévèrement touchés et cela me touche durement. D'avoir eu l'appel d'un nouveau « papy muco » heureux de m'annoncer que son petit-fils venait de naître et de l'entendre dire : « Mais ça ne devait pas être notre vie… ».

Il m'arrive et c'est une étrange sensation d'avoir déjà vécu cent vies en finalement moins que la moitié d'une vie normale en France. Mais surtout de se dire : Maintenant tu as le droit de penser à vivre.

David FIANT

Président de Vaincre la Mucoviscidose

Remerciements

Les auteurs de ce livre tiennent à remercier Claude Férec, Professeur émérite de l'Université de Bretagne occidentale, pour son écriture de la préface et Monsieur David Fiant, Président de l'Association Vaincre La Mucoviscidose, pour celle de la postface.

Ils remercient chaleureusement les patientes et patients qui ont accepté d'apporter le témoignage du vécu de leur expérience avec la trithérapie : Audrey, Jessica, Véronique, David, Germain et Yvan.

TABLE DES MATIÈRES

Structures éditoriales du groupe L'Harmattan

L'Harmattan Italie
Via degli Artisti, 15
10124 Torino
harmattan.italia@gmail.com

L'Harmattan Hongrie
Kossuth l. u. 14-16.
1053 Budapest
harmattan@harmattan.hu

L'Harmattan Sénégal
10 VDN SICAP AMITIE 3
BP 45034 Dakar-Fann
direction@senharmattan.com

L'Harmattan Cameroun
Tsinga/Derrière polyclinique FECAFOOT
BP 11486 Yaoundé
Jacques.koukam@harmattan.fr

L'Harmattan Burkina Faso
Villa 281, secteur 23 623, rue 14.32
Ouagadougou
zagbie@outlook.fr

L'Harmattan Guinée
Almamya, rue KA 028 OKB Agency
BP 3470 Conakry
harmattanguinee@yahoo.fr

L'Harmattan RDC
185, avenue Nyangwe
Commune de Lingwala – Kinshasa
matangilamusadila@yahoo.fr

L'Harmattan Congo
219, avenue Nelson Mandela
BP 2874 Brazzaville
deunovmikhael@gmail.com

L'Harmattan Mali
Immeuble Mgr Jean Marie Cissé
Aci Hamadallaye
BP 145 Bamako
syllaka@yahoo.fr

L'Harmattan Togo
Djidjole – Maison Amela
face EPP BATOME
02 BP 20680 Lomé
didieramela11@gmail.com

L'Harmattan Côte d'Ivoire
Résidence Karl – Cité des Arts
Abidjan-Cocody
03 BP 1588 Abidjan
harmattan.ivoire@gmail.com

L'Harmattan Bénin
Rue 604, (Immeuble à l'entrée
de la rue UCAO- Cite de Saint-Jean)
Cotonou
stepcorpus@gmail.com

Nos librairies en France

Librairie internationale
16, rue des Écoles
75005 Paris
librairie.internationale@harmattan.fr
01 40 46 79 11
www.librairieharmattan.com

Librairie des savoirs
21, rue des Écoles
75005 Paris
librairie.sh@harmattan.fr
01 46 34 13 71
www.librairieharmattansh.com

www.ingramcontent.com/pod-product-compliance
Lightning Source LLC
LaVergne TN
LVHW021217061026
849535LV00008B/2785
9782336509143